Florent Fotsing Fomella

Structures des soins vétérinaires dans les régions du Cameroun

Florent Fotsing Fomella

Structures des soins vétérinaires dans les régions du Cameroun

Etat des lieux des structures de soins vétérinaires dans les chefs lieux de régions du Cameroun et améliorations

Presses Académiques Francophones

Impressum / Mentions légales
Bibliografische Information der Deutschen Nationalbibliothek: Die Deutsche Nationalbibliothek verzeichnet diese Publikation in der Deutschen Nationalbibliografie; detaillierte bibliografische Daten sind im Internet über http://dnb.d-nb.de abrufbar.
Alle in diesem Buch genannten Marken und Produktnamen unterliegen warenzeichen-, marken- oder patentrechtlichem Schutz bzw. sind Warenzeichen oder eingetragene Warenzeichen der jeweiligen Inhaber. Die Wiedergabe von Marken, Produktnamen, Gebrauchsnamen, Handelsnamen, Warenbezeichnungen u.s.w. in diesem Werk berechtigt auch ohne besondere Kennzeichnung nicht zu der Annahme, dass solche Namen im Sinne der Warenzeichen- und Markenschutzgesetzgebung als frei zu betrachten wären und daher von jedermann benutzt werden dürften.

Information bibliographique publiée par la Deutsche Nationalbibliothek: La Deutsche Nationalbibliothek inscrit cette publication à la Deutsche Nationalbibliografie; des données bibliographiques détaillées sont disponibles sur internet à l'adresse http://dnb.d-nb.de.
Toutes marques et noms de produits mentionnés dans ce livre demeurent sous la protection des marques, des marques déposées et des brevets, et sont des marques ou des marques déposées de leurs détenteurs respectifs. L'utilisation des marques, noms de produits, noms communs, noms commerciaux, descriptions de produits, etc, même sans qu'ils soient mentionnés de façon particulière dans ce livre ne signifie en aucune façon que ces noms peuvent être utilisés sans restriction à l'égard de la législation pour la protection des marques et des marques déposées et pourraient donc être utilisés par quiconque.

Coverbild / Photo de couverture: www.ingimage.com

Verlag / Editeur:
Presses Académiques Francophones
ist ein Imprint der / est une marque déposée de
OmniScriptum GmbH & Co. KG
Heinrich-Böcking-Str. 6-8, 66121 Saarbrücken, Deutschland / Allemagne
Email: info@presses-academiques.com

Herstellung: siehe letzte Seite /
Impression: voir la dernière page
ISBN: 978-3-8416-3277-7

Zugl. / Agréé par: Bangangté, Université des Montagnes, 2014

Copyright / Droit d'auteur © 2015 OmniScriptum GmbH & Co. KG
Alle Rechte vorbehalten. / Tous droits réservés. Saarbrücken 2015

SOMMAIRE

DEDICACE... i
REMERCIEMENTS... ii
RESUME... iii
ABSTRACT... iv
LISTE DES ABREVIATIONS... v
LISTE DES ILLUSTRATIONS... vi

INTRODUCTION.. 01
Question de recherche... 04
Objectifs.. 04

CHAPITRE I : REVUE DE LA LITTERATURE..................................... 05
    I.I. La profession vétérinaire au plan international............................... 06
    I.I.1- Ligne directrice à l'échelle mondiale.. 06
    I.I.2- Ligne directrice au niveau communautaire.................................. 08
    I.II. Les services vétérinaires du Cameroun.. 09
    I.II.1- Le MINEPIA.. 09
    I.II.2- Organisation des services vétérinaires au Cameroun................... 10
    I.II.2.1- Le secteur public... 10
    I.II.2.2- Le secteur privé.. 11
    I.II.3- Exercice de la profession vétérinaire au Cameroun...................... 13

CHAPITRE II : METHODOLOGIE... 16
    II.1. Type d'étude.. 17
    II.5. Matériel et méthodes... 19

CHAPITRE III : RESULTATS ET DISCUSSION.................................... 22
CONCLUSION.. 37
RECOMMANDATIONS.. 39
Références Bibliographiques... 42
Annexe... 45

DEDICACE

Au moment où je boucle cette formation en Médecine Vétérinaire, je voudrais exprimer ma gratitude :

- Au **Dieu tout puissant** pour m'avoir accordé la santé, la force et l'intelligence nécessaire tout le long de ma formation ;
- A toute ma grande famille ;
- Et à mes amis (es)

« J'ai combattu le bon combat, j'ai achevé la course, j'ai gardé la FOI » 2 THIMOTHEE 4 ; 7 ….et je continuerai de garder la FOI.

REMERCIEMENTS

- A mon directeur de thèse : **Professeur AKAKPO Justin**, pour avoir accepté de diriger ce travail avec rigueur scientifique et pragmatisme. Nous avons été fascinés par votre abord facile et votre simplicité. Vos qualités scientifiques et humaines nous ont profondément marqué. Trouvez ici l'assurance de notre profonde gratitude.
- A mon co-directeur : **Docteur NJAYOU Arouna** qui m'a guidé dans la réalisation de ce travail. Qu'il trouve ici l'expression de ma vive gratitude et de mon respect ;
- A L'AED fondatrice de l'UdM, à l'Université des Montagnes, son président et son personnel pour vos efforts quotidien ;
- A Son Excellence Monsieur le Ministre de l'élevage des pêches et des industries animales, **Dr TAIGA** et son personnel pour leur disponibilité ;
- A mes coordonnateurs : **Pr FACHO Balaam**, **Pr TCHOUMBOUE Joseph**, **Dr NJAYOU Arouna**, pour vos conseils et votre encadrement tout au long de notre formation ;
- A **Dr Félicité** pour ses conseils, son soutien et sa sympathie ;
- Au secrétaire général de l'ONVC : **Dr KAMGA Zephyrin**, pour ses conseils, sa simplicité et sa disponibilité dans la réalisation de ce travail ;
- Au chargé de la communication de l'ONVC : **Dr ZAMBOU Henri**, pour sa rigueur, son pragmatisme et sa volonté manifeste d'apporter plus pour la réalisation de ce travail ;
- A tous les chefs de structures de soins vétérinaires ; pour votre accueil et vos conseils ;
- A M **Bernard NJONGA**, votre activisme pour le développement du monde rural a contribué pour beaucoup à ma motivation et ma persévérance pendant cette formation ;
- A M **TCHAMKAM Marcel** pour vos conseils et votre encadrement dans votre cité ; vous avez été pour nous un bon père de famille ;
- A **Mme DOMOU Stéphanie Flore**, encore merci pour tout ;
- A **MENDY Liliane Victoire**, pour ton soutien, ton amour et le bonheur dont tu me combles, trouve ici l'expression de tout mon amour et ma reconnaissance ;
- A l'équipe avec laquelle j'ai œuvré dans la Mutuelle des étudiants de l'UdM, le Congrès, la Coopérative des étudiants vétérinaires, Junior Entreprise, le club UNESCO; avec vous, nous avons réalisé des choses inoubliables ;
- A toute ma promotion, pour votre soutien et votre collaboration ;
- Et à tous ceux qui m'ont aidé dans cette formation trouvez ici l'expression de mes sincères remerciements, de ma profonde gratitude et de mon indéfectible attachement.

RESUME

Cette étude a été réalisée dans les structures de soins vétérinaires des chefs-lieux des régions du Cameroun et à la Direction des Services Vétérinaires, de Juin à Septembre 2014. Le but de ce travail a été d'analyser la situation des structures de soins vétérinaires se référant aux textes législatifs et réglementaires et de proposer des améliorations.

Notre étude est organisée autour de trois composantes fondamentales à savoir : l'exercice de la profession vétérinaire, l'importation et la distribution de médicaments vétérinaires et la pharmacie vétérinaire. Après analyse de la situation des structures de soins vétérinaires dans les chefs-lieux des régions de Cameroun, nous réalisons que ces composantes ne sont pas en adéquation avec la réglementation.

La loi n°90/033 du 10 août 1990 relative à l'exercice et à l'organisation de la profession vétérinaire, dispose que les docteurs vétérinaires ont l'exclusivité de l'exercice de la profession vétérinaire. Cette loi reste muette aussi bien sur la forme que sur le fond des modalités de l'exercice de cette profession.

En effet, nous avons noté la détention et la distribution des médicaments et produits à usage vétérinaire au Cameroun par des personnes non qualifiées, et même des installations anarchiques en clientèle privée. Malgré la privatisation de la profession par l'Etat, un bon nombre de fonctionnaires et de vétérinaires non autorisés à exercer réalisent des soins à domicile ; ce qui pose un problème de concurrence.

Il serait nécessaire de revoir cette situation en actualisant les textes et règlements en vigueur en matière d'exercice de la profession vétérinaire, et en rendant plus efficient le suivi des installations vétérinaires sur le terrain afin que l'exercice de la profession vétérinaire soit bien perçu non seulement par les professionnels, mais aussi les para professionnels vétérinaires et la société.

Mots clés : Structures de soins vétérinaires, chefs-lieux des régions, Cameroun.

ABSTRACT

This study was carried out in veterinary care structures in the different regional headquarters of Cameroon and at the Directorate of Veterinary Services in the Ministry of Fisheries, Livestock and Animal Husbandry, from June to September, 2014. The objective was to survey and document the veterinary care structures in Cameroon vis-à-vis the existing legislative and regulatory instruments, and to propose some improvements.

The survey was based on three fundamental components: the practice of the veterinary profession, the importation and distribution of veterinary drugs, and veterinary pharmacy. After studying the veterinary care structures in the regions of Cameroon, it was observed that these three components were not in conformity with the law.

Law No.90/033 of 10 August 1990 relating to the practice and organization of the veterinary profession in Cameroon states that veterinary doctors have the sole right for practice of the veterinary profession. However, this law is silent in the manner and substance of the modalities of practicing the profession.

It was observed that non-qualified persons and private businesses were involved in the sale and distribution of veterinary drugs and products in Cameroon. In spite of the privatization of the profession by the State, many civil servants and non-registered veterinarians successfully carry out the practice at home, thus creating competition.

It would be necessary to regularise this situation by updating the current texts and regulations concerning the practice of veterinary profession and ensuring efficient follow-up of veterinary businesses so that the practice of the veterinary profession is felt not only by the professionals, but also by veterinary stakeholders and the society, in general.

Key words: veterinary care structures, regional headquarters, Cameroon

LISTE DES ABREVIATIONS

CEBEVIRHA : Communauté Economique du Bétail, de la Viande et des Ressources Halieutiques

CEMAC : Communauté Economique et Monétaire de l'Afrique Centrale

DSV : Direction des Services vétérinaires

EISMV : Ecole Inter-Etats des Sciences et Médecine vétérinaires de Dakar

ENSV : Ecole Nationale des Services Vétérinaires de Lyon

G.I.C : Groupement d'Initiative Commune

IV: Infirmier Vétérinaire

IVa: Infirmier Vétérinaire adjoint

MINEPIA : Ministère de l'Elevage, des pêches et des Industries Animales

OIE : Office Internationale des épizooties / Organisation Mondiale de la Santé Animale

OMS : Organisation Mondiale de la santé

ONVC : Ordre National des Vétérinaires du Cameroun

OPV : Office Pharmaceutique Vétérinaire

PVS : Performance Vision Stratégie

SPS : Sanitaire et Phytosanitaire

SV : Service Vétérinaire

TE: Technicien d'élevage

UDEAC: Union Douanière et Economique des Etats de L'Afrique Centrale

LISTE DES ILLUSTRATIONS

TABLEAUX

Tableau I :	Tableau présentant les autorisations d'installation en clientèle privée délivrées par l'ONVC par région et localité en 2011 et 2014 (Source : Secrétariat ONVC 2014)	12
Tableau II :	Structuration de l'échantillon	23
Tableau III :	Répartition des structures de soins vétérinaires dans les chefs-lieux des régions du Cameroun	26
Tableau IV :	Qualification des chefs d'agences de structures vétérinaires	29
Tableau V :	Qualification du personnel d'appui dans les structures de soins vétérinaires	30
Tableau VI	Répartition des salles dans les structures vétérinaires	31

FIGURES

Figure 1 :	Les zones d'étude	17
Figure 2 :	Présentation des structures de soins vétérinaires recensées au Cameroun	24
Figure 3 :	Répartition spatiale des structures de soins dans six chefs-lieux des régions	25
Figure 4 :	Répartition des sièges sociaux et agences secondaires par chef-lieu de région	27
Figure 5 :	Répartition des structures vétérinaires dans les chefs-lieux des régions du Cameroun selon la durée	28
Figure 6 :	Sexe des chefs de structures vétérinaires	30
Figure 7 :	Situation des mesures de sécurité dans les structures vétérinaires	32
Figure 8 :	Activités menées par les structures de soins vétérinaires enquêtées	33
Figure 9:	Activités des structures importatrices de médicaments vétérinaires	34
Figure 10 :	Ancienneté sur le terrain des docteurs vétérinaires exerçants	35

INTRODUCTION

Depuis plusieurs années, la population mondiale, africaine et même camerounaise ne cesse de croitre. Au Cameroun en 2010, la population était d'environ 19 406 100 d'habitants et en 2012 près de 21,7 million d'habitants [01]. Cette croissance de population à l'ère de la mondialisation a pour conséquence une hausse de la productivité à travers l'intensification des activités agricoles et le changement d'échelle des exploitations agricoles [02]. Ce changement d'échelle des exploitations agricoles est sous la menace des maladies épizootiques et zoonotiques. La protection de la santé publique et la lutte contre ces principales maladies animales, dépendent des performances des politiques et de l'économie des secteurs agricoles.

Au niveau mondial, la nécessité de combattre les maladies animales a conduit à la création de l'Office International des Epizooties (OIE) grâce à l'Accord international signé le 25 janvier 1924 en France par 28 pays venus des divers continents. En mai 2003, l'Office est devenu l'Organisation Mondiale de la Santé Animale mais a gardé son acronyme historique OIE. L'OIE est une organisation intergouvernementale chargée d'améliorer la santé animale dans le monde et ses normes établis sont reconnues comme références mondiales par l'Organisation Mondiale du Commerce (OMC) [03]. L'OIE entretient des contacts permanents avec des organisations internationales et régionales et dispose de représentations régionales et sous-régionales sur tous les continents [03].

Afin de répondre aux opportunités et défis actuels de l'OIE, les services vétérinaires (SV) se doivent de préserver l'indépendance et l'objectivité qui les caractérisent dans la conduite de leurs activités, en fondant leurs décisions sur des faits scientifiques avérés et à l'abri de toute pression politique. La qualité des formations initiale et continue est une condition indispensable à l'efficacité des services vétérinaires. L'emploi de l'*Outil d'évaluation des performances des Services vétérinaires* (*Outil PVS* de l'OIE) constitue une composante fondamentale du processus d'évaluation de la qualité des Services vétérinaires par l'OIE [04]. Le suivi de ce processus permet aux pays d'assister leurs services vétérinaires ; i-) dans la détermination de leur niveau de performance actuel, ii-) dans l'identification des carences et faiblesses altérant leur capacité à se conformer aux normes internationales de l'OIE et iii-) dans la mise au point d'une vision partagée avec les différents acteurs concernés (y compris du secteur privé) [04].

C'est pourquoi, pour préserver la santé humaine et des animaux contre tous problèmes de santé publique, les pouvoirs publics par décrets, arrêtés, circulaires ou décisions, édictent les mesures à prendre. La législation, la réglementation et l'ordre vétérinaire représentent pour l'Etat le cadre indispensable pour la mise en œuvre de toute politique de santé animale. Se fondant sur ces socles juridiques au Cameroun, nous avons l'impression que non seulement ces textes et réglementations n'ont pas beaucoup évolués ; mais que l'application de ces derniers restes obsolètes. C'est dans ce cadre que le thème : « Structures des soins vétérinaires dans les chefs-lieux des régions du Cameroun : état des lieux et améliorations souhaitables » a été proposé. Sera considéré comme structure de soins : tout établissement où est pratiqué l'acte de consultation, de prescription médicale, de soin, de vente de médicament et de vaccination.

Le mémoire comprend trois chapitres, un premier chapitre est consacré à la revue de la littérature, le second chapitre nous permettra de faire ressortir le matériel et la méthodologie utilisée pour notre étude et le dernier chapitre présentera et discutera les résultats des lieux des structures de soins vétérinaires dans les chefs-lieux des régions du Cameroun. Notre mémoire va se terminer par la formulation des recommandations en vue de l'amélioration des conditions d'exercice de la profession vétérinaire au Cameroun.

QUESTION DE RECHERCHE :

Quel est l'état des lieux des structures de soins vétérinaires dans les chefs-lieux des régions du Cameroun ?

OBJECTIFS

OBJECTIF GENERAL :

Identifier les structures de soins vétérinaires dans les chefs-lieux des régions du Cameroun et les types d'activités menées

OBJECTIFS SPECIFIQUES :

- Identifier le nombre et la répartition spatiale des structures de soins vétérinaires dans les chefs-lieux des régions du Cameroun.
- Identifier les types d'activités menées
- Faire des propositions en vue d'améliorer le cadre réglementaire et l'exercice de la profession vétérinaire au Cameroun.

CHAPITRE I:
REVUE DE LA LITTERATURE

D'une façon générale, la profession vétérinaire est une activité pluridisciplinaire qui paraît extrêmement dynamique à cette ère de mondialisation où nous assistons à une croissance exponentielle en besoin de productions animales, de soins vétérinaires, de contrôles qualités et divers autres expertises.

Vu qu'il existe des liaisons entre la production animale, la pathologie infectieuse animale, les facteurs climatiques et l'homme, nous ne pouvons parler des structures de soins vétérinaires dans les chefs-lieux des régions du Cameroun sans présenter d'une part l'OIE sous un aspect physique et humain qui constitue les références d'applications des prescriptions réglementaires en matière de service vétérinaire et d'autre part la profession vétérinaire au Cameroun.

La profession vétérinaire, du fait de sa situation stratégique dans le concept « une santé », se doit d'être organisée, suivie et évaluée de façon permanente. Elle se doit aussi d'être au cœur des stratégies de prévention sanitaire et du contrôle des problèmes de santé publique.

I. Contextes international et communautaire des services vétérinaires

I.1. Ligne directrice de l'OIE

Afin de combattre les maladies animales au niveau mondial, il a été créé l'Office International des Epizooties (OIE) grâce à l'Accord international signé le 25 janvier 1924 en France par 28 pays venus de divers continent. En mai 2003, l'Office est devenu l'Organisation Mondiale de la Santé Animale mais a gardé son acronyme historique OIE. Les normes établies par l'Organisation sont reconnues comme références mondiales par l'Organisation Mondiale du Commerce (OMC). L'OIE entretient des contacts permanents avec des organisations internationales et régionales et dispose de représentations régionales et sous-régionales sur tous les continents [03].

I.1.1 L'outil Performance Vision Stratégie (PVS) de l'OIE et son application

La mise en œuvre des normes de l'OIE qui portent également sur la qualité et l'évaluation des services vétérinaires (SV), constitue le meilleur instrument de prévention et de contrôle des maladies animales et du respect du bien-être animal [04].

Les quatre critères d'évaluation fondamentaux applicables aux SV sont :

1) la disponibilité des **ressources humaines, physiques et financières** permettant d'obtenir plus de moyens et de retenir les professionnels disposant de compétences techniques et d'encadrement ;

2) l'autorité et la capacité à faire face à des problèmes existants ou nouveaux, notamment dans la prévention et le contrôle des catastrophes biologiques, en s'appuyant sur des principes scientifiques ;

3) l'inter-action continue avec les différents acteurs, afin de permettre la bonne poursuite de leur mission et de mettre en place des programmes et services conjoints adaptés, et enfin

4) la capacité à accéder aux marchés, laquelle implique leur conformité avec les normes en place et la mise en œuvre de nouvelles disciplines, parmi lesquelles des travaux d'harmonisation des normes, d'équivalence et de zonage.

L'*outil PVS* de l'OIE est structuré sur la base de ces quatre critères [04].

L'OIE par son outil « Performances Vision Stratégie » (PVS) dans le cadre de son application, a évalué la plupart des services vétérinaires en Afrique subsaharienne ; les résultats laissent entrevoir d'énormes inquiétudes, car la quasi-totalité des SV ont été audités et jugés non-conformes aux normes internationales [06].

I.1.2 Les services vétérinaires

Selon le code sanitaire pour les animaux terrestres (le Code terrestre) de l'OIE,

Le Vétérinaire désigne une personne enregistrée ou agréée par l'organisme statutaire vétérinaire d'un pays pour exercer la médecine vétérinaire dans ce pays [08] ;

Les Services Vétérinaires désignent les structures gouvernementales et non gouvernementales chargées de mettre en œuvre les mesures relatives à la santé et au bien-être des animaux. Les services vétérinaires sont placés sous le contrôle et la direction de l'autorité vétérinaire. Normalement, les organisations issues du secteur privé doivent être accréditées ou habilitées par l'autorité vétérinaire pour assurer ces prestations [08].

Considérés comme un bien public international selon l'OIE, la qualité des services vétérinaires dépend d'une série de facteurs, parmi lesquels figurent des principes fondamentaux à caractère éthique, organisationnel et/ou technique. Les services vétérinaires, doivent se conformer à ces principes, quel que soit la situation politique, économique ou sociale de leur pays **[10]**.

A l'échelle mondiale, le référentiel d'activités des SV comprend : la maîtrise de l'élaboration et de l'application des mesures sanitaires et zoo sanitaires ; les activités de certification vétérinaire internationale ; la description des postes et la communication **[10]**.

I.2 – Ligne directrice de la CEMAC

La Communauté Economique et Monétaire de l'Afrique Centrale (CEMAC) a été institué par un traité signé en 1994 par les 06 pays membres et est entré en vigueur en 1999. La CEMAC remplace ainsi l'Union Douanière et Economique des Etats de l'Afrique Centrale (UDEAC).

Les 6 Etats membres de la CEMAC sont : le Cameroun, la République Centrafricaine, le Congo, le Gabon, la Guinée Equatoriale, et le Tchad. Son siège est à Bangui **[5]**. Au sein de la CEMAC, il y a des commissions spécialisées, parmi lesquelles on note la Communauté Economique du Bétail, de la Viande et des Ressources Halieutiques (CEBEVIRHA) **[9]**. Les pays membre de la CEMAC exécutent et coordonnent chacun dans son territoire les mesures relatives à la protection du cheptel, effectuent l'inspection des denrées alimentaires d'origine animale et assurent la prévention et la lutte contre les zoonoses.

I.2.1 Les services vétérinaires en zone CEMAC

Les services vétérinaires en zone CEMAC est le reflet de l'organisation administrative de chaque pays (centralisée, déconcentrée, services rattachés), de sa culture, de son histoire, voir même des crises qu'ils ont traversés et qui ont amenés des réformes plus ou moins importantes. En effet, les services vétérinaires avant et après la colonisation ont connu des modifications; du système colonial, on est passé au système national **[11]**. De même, avant et après les programmes d'ajustement structurel, les services vétérinaires ont connu des réformes qui varient en fonction des pays.

Dans certains pays de la zone CEMAC, il existe seulement des services centraux et déconcentrés (République Centrafricaine, le Gabon et la Guinée) ; et dans d'autres, en plus des services de l'Etat, il y a la présence du secteur privé. (Cameroun, Tchad). Au Cameroun et au Tchad, l'administration centrale n'a pas une autorité directe sur les services déconcentrés **[07]**.

I.2.2 Réglementation, Normes sanitaires et zoo-sanitaires dans la zone CEMAC

L'acte N°31/84-UDEAC-413 du 19 décembre 1984 adoptant l'accord relatif à l'harmonisation des législations et réglementations zoo sanitaires en UDEAC est le seul document sur l'harmonisation de la règlementation à l'heure actuelle. En ce qui concerne la certification en zone CEMAC, la décision N°1/94-CEBEVIRHA-018-CE-29 du 16 Mars 1994 autorisant la mise en circulation du passeport pour le bétail et du certificat international de transhumance et fixant les modalités d'utilisation est l'unique document valable aux frontières [13]. Les structures nationales impliquées dans les activités de normalisation pour l'ensemble des produits agricoles et alimentaires varient en fonction des Etats membres de la CEMAC [12].

II. Les services vétérinaires du Cameroun

Ici, nous présentons le Cameroun du point de vue géographique, puis du point de vue de l'organisation des services vétérinaires.

II.1 Le MINEPIA

Le Cameroun est situé en Afrique central au creux du golfe de Guinée, la République du Cameroun, est dotée d'une superficie de 475 650 km², est limitée au nord-ouest par le Nigeria, au nord par le Tchad, à l'est par la République centrafricaine et au sud par le Congo, la Guinée équatoriale et le Gabon. Très étendu en latitude (1 200 km du nord au sud), le Cameroun a schématiquement la forme d'un triangle dont la base longe le 2ème degré de latitude nord, tandis que le sommet, riverain du lac Tchad, atteint le 13ème parallèle [15].

L'élevage au Cameroun constitue environ 20% des sources de revenus des populations rurales et représente près de 20% du PIB agricole et 5% à 8% du PIB total [....].

Le Ministère de l'Elevage, des Pêches et des Industries Animales (MINEPIA) est responsable de l'élaboration et de la mise en œuvre de la politique du gouvernement en matière d'élevage, des pêches et du développement des industries animales [14]. Le Ministère de l'Elevage, des Pêches et des Industries Animales (MINEPIA) dispose sur le plan organisationnel de : un secrétariat particulier ; deux conseillers techniques ; une inspection générale ; une administration centrale, des services déconcentrés et des services rattachés [14]. De l'administration centrale du MINEPIA découle la direction des services vétérinaires (DSV) qui, sur le plan organisationnel comprend les services de la protection sanitaire et de l'épidémiosurveillance ; de la pharmacie et du secteur privé vétérinaires ; de l'inspection sanitaire et de la santé publique vétérinaires [14].

II.1.1 Organisation des services vétérinaires au Cameroun

✤ Secteur public

Ici, la Direction des Services Vétérinaires (DSV) est active dans le domaine des structures de soins vétérinaires grâce à ses 10 délégations régionales, 58 délégations départementales, environ 330 délégations d'arrondissements et près de 719 centres zootechniques et vétérinaires. Parmi leurs multiples attributions, seules la distribution du médicament vétérinaire, l'encadrement technique en matière d'élevage et des éleveurs, l'administration des soins, et la vaccination des animaux retiendront notre attention.

Au niveau régional, nous avons les cliniques régionales vétérinaires placées sous l'autorité d'un Docteur Vétérinaire et qui sont chargés de la distribution du médicament vétérinaire, l'encadrement technique en matière d'élevage et des éleveurs, l'administration des soins, et la vaccination des animaux [14].

Au niveau départemental, nous avons comme chef d'autorité les Docteurs Vétérinaires et seul l'acte de distribution des médicaments vétérinaires retiendra notre attention [14].

Au niveau de l'arrondissement, l'autorité est un auxiliaire vétérinaire (IV, TE, TP, Zootechnicien.) ; il est chargé entre autre de ses attributs de la distribution des médicaments vétérinaires et de l'encadrement technique des élevages [14].

Au niveau des centres zootechniques et vétérinaires (CZV), c'est la cheville ouvrière du MINEPIA dont l'autorité est un auxiliaire vétérinaire ; ils ont en plus de leur attribut de l'encadrement technique en matière d'élevage et des éleveurs, de l'administration des soins, et de la vaccination des animaux [14].

A côté de ces structures étatiques qui administrent des soins, font de l'encadrement des éleveurs et font des vaccinations, nous avons aussi des structures paraétatiques telles que la Société de Cotonnerie (SoDeCoton) ; SOWEDA, et des programmes tels que le Programme Avicole de Développement de l'Aviculture Villageoise (PADAV), Programme de Développement de la Filière Porcine (PDFP).

✤ Secteur privé

La loi n°79/08 du 30 juin 1979 portant organisation de l'exercice de la profession vétérinaire est le tout premier texte législatif qui a reconnu le caractère libéral de la profession vétérinaire. Elle confiait l'exercice de la pharmacie vétérinaire aux seuls docteurs vétérinaires. Toutefois, les jeunes diplômés étaient astreints aux engagements décennaux et devaient servir l'Etat pendant au moins 10 ans avant d'envisager tout éventuel départ de la fonction publique. Avec la libéralisation de la vie économique, ce texte a été modifié et complété, devenant loi n°90/033 du 10 août 1990 relative à l'exercice et à l'organisation de la profession vétérinaire. [17]. Au Cameroun, le secteur privé fait partie des services vétérinaires ; il existe un Ordre National Vétérinaire du Cameroun (ONVC) placé sous la tutelle de l'autorité des services vétérinaires ; il est institué par l'article 1er de la loi n°78/21 du 29 décembre 1978 [18]. D'après les données du secrétariat de l'ONVC, nous avons à nos jours 378 docteurs vétérinaires inscrits au tableau de l'Ordre, 67 autorisations d'installation en clientèle privée sont délivrées mais seulement 50 docteurs vétérinaires sont effectivement installés dans 9 régions sur 10 que compte le pays. Leurs activités tournent autour de la santé animale, la vente des médicaments vétérinaires et le conseil auprès des éleveurs. Aucun d'eux ne détient encore le mandat sanitaire car le Décret n° 2001/955/PM du 1 Novembre 2001 fixant les conditions d'octroi et d'exercice du Mandat Sanitaire applicable à la lutte contre les épizooties et l'inspection des Denrées Alimentaires d'origine Animale et Halieutique n'est pas opérationnel faute de décret d'application [06].

Tableau I : Tableau présentant les autorisations d'installation en clientèle privée délivrées par l'ONVC par région et localité en 2011 et 2014 (Source : Secrétariat ONVC 2014)

REGIONS	VILLES (localités)	Nombre de confrère En 2011	Confrères En 2014
ADAMAOUA	❑ Ngaoundéré	04	04
	❑ Banyo	01	01
CENTRE	❑ Yaoundé	18	20
	❑ Mfou	01	01
EST	❑ Bertoua	01	01
EXTREME-Nord	❑ Maroua	02	02
NORD	❑ Garoua	03	03
NORD-Ouest	❑ Bamenda	04	05
OUEST	❑ Bafoussam	07	08
	❑ Foumban	01	01
	❑ **Foumbot**		01
LITTORAL	❑ Douala	15	18
SUD-Ouest	❑ Limbé	01	01
	❑ Buéa	01	01
Total		**59**	**67**

II.2 Exercice de la profession vétérinaire au Cameroun

La profession vétérinaire au Cameroun comporte les disciplines telles que la médecine, la chirurgie, la pharmacie, le conseil et études en élevage, en industries animales ou en pêche. L'exercice de la médecine, de la chirurgie et de la pharmacie vétérinaire est réservé aux médecins vétérinaires et nul ne peut exercer la profession vétérinaire au Cameroun, s'il n'est inscrit au tableau de l'Ordre et s'il ne remplit les conditions prévues par l'article 8 relatif à l'exercice et l'organisation de la profession vétérinaire [18].

Toutefois, il est possible qu'un vétérinaire de nationalité étrangère puisse exercer la profession vétérinaire au Cameroun, à condition qu'il remplisse les conditions supplémentaires suivantes :

- ➢ N'avoir pas été radié de l'Ordre dans son pays d'origine ou dans tout autre pays où il exerçait auparavant ;
- ➢ Etre recruté sur contrat ou en vertu d'un accord de coopération pour le compte exclusif de l'Administration ;
- ➢ Servir pour le compte d'une entreprise privée agrée.

L'exercice de la profession vétérinaire en clientèle privée consiste à l'établissement du praticien en cabinet professionnel ou à la gestion d'installation ou d'établissement de pharmacie vétérinaire, de conseils et études en élevage, industries animales et pêche [18].

II.2.1 Cabinet / clinique vétérinaire ou professionnel

Un cabinet professionnel est un local aménagé dans les conditions approuvées par l'autorité de tutelle et le Conseil de l'ordre, où le vétérinaire peut donner toutes consultations et prescriptions et procéder à tous examens et soins nécessités par l'état des sujets malades [19].

Le cabinet vétérinaire est constitué de l'ensemble des locaux qui comprennent au minimum un lieu de réception et une pièce réservée aux examens et aux interventions médico-chirurgicales dans lesquels le Docteur Vétérinaire exerce ses activités [20].

La clinique vétérinaire est un établissement qui comporte un lieu de réception une pièce réservée aux examens et aux interventions médico-chirurgicales, une salle de chirurgie dans laquelle le Docteur Vétérinaire exerce ses activités et des locaux destinés à l'hospitalisation ; où est assurée la surveillance des animaux hospitalisés par un personnel qualifié et où les animaux reçoivent les soins appropriés [20].

Dans l'exercice de sa fonction, le vétérinaire ne doit exercer son art de manière à compromettre la qualité des soins et ses actes médicaux, ou la réputation de la profession. En outre la médecine vétérinaire ne doit pas être pratiquée comme un commerce mais comme une profession libérale. Le vétérinaire installé en clientèle privée peut pratiquer une ou plusieurs disciplines de la profession vétérinaire dans son établissement, soit à titre individuel, soit en société agréée ou peut faire appel aux différents cadres auxiliaires de la profession [18].

La création d'un cabinet secondaire peut être autorisée lorsque les nécessités d'une ouverture sanitaire efficace l'exigent et les consultations par correspondances sont interdites [19].

L'exercice illégal de la profession vétérinaire par toute personne qui pratique cette profession en infraction aux dispositions de la présente loi, notamment :

- En travaillant sous un pseudonyme ;
- En offrant de l'aide à toute personne non habilité à exercer ;
- En donnant directement ou indirectement des consultations ou en établissant dans les mêmes conditions, un diagnostic ou un traitement de maladies réelles ou supposées ;
- En procédant à des opérations chirurgicales, esthétiques ou obstétricales ;
- En se livrant à l'importation, au stockage, à la vente ou à la distribution de médicaments, de vaccins et autres produits ou matériels à usages vétérinaire ;
- En exerçant en dépit d'une interdiction temporaire ou définitive d'exercer ;
- En exerçant sans une police d'assurance en cours de validité ;

s'expose sans préjudice à des sanctions administratives, disciplinaires ou pénales plus sévère. Toute personne reconnue coupable d'exercice illégal de la profession vétérinaire est passive d'un emprisonnement de six mois et d'une amende de deux cent mille à deux millions de francs CFA ou de l'une de ces peines seulement [18].

II.2.2 La pharmacie vétérinaire

Une formation sanitaire dotée d'un personnel compétent sans médicaments est une armée sans munitions.

Depuis 1976, il a été créé au Cameroun l'Office Pharmaceutique Vétérinaire (O.P.V.) qui s'occupe de l'approvisionnement et de la distribution des médicaments vétérinaires. Avec la libéralisation de la vie économique, ce texte a été modifié et complété, devenant loi n°90/033 du 10 août 1990 relative à l'exercice et à l'organisation de la profession vétérinaire.

Cette loi, qui a été longtemps en vigueur, dispose également que les Docteurs Vétérinaires ont l'exclusivité de l'exercice de la profession vétérinaire. Mais elle reste muette aussi bien sur la forme que sur le fond quant aux modalités d'exercice de cette activité [21]. Ce vide juridique a été l'instigateur du désordre jusqu'ici observé dans le secteur de l'importation et de la distribution des médicaments et produits à usage vétérinaire au Cameroun : détention et distribution par des personnes non qualifiées, contrebande. Dans ce contexte, le ministère de l'Elevage, des Pêches et Industries animales, en collaboration avec l'Ordre national des vétérinaires, a élaboré un avant-projet de loi qui a été voté par l'Assemblée nationale et promulgué par le Président de la République (loi n°2000/018 du 19 décembre 2000 portant réglementation de la pharmacie vétérinaire) [21]. Son décret d'application, qui prévoit que tout établissement de fabrication, de conditionnement, de vente en gros et de distribution en gros de médicaments vétérinaires doit être la propriété d'un Docteur Vétérinaire, d'un Pharmacien ou d'une société à la direction ou à la gestion de laquelle participe majoritairement ces derniers.

Toutefois ces établissements peuvent importer les matières premières nécessaires à la fabrication des médicaments vétérinaires.

Les établissements assurant la fabrication d'aliments médicamenteux sous le contrôle d'un vétérinaire ne sont pas tenus à cette obligation si la fabrication est faite à partir d'un pré-mélange médicamenteux ayant reçu l'autorisation de mise sur le marché [21].

Les fonctions de vétérinaires ou de pharmacien importateurs et distributeurs en gros sont incompatibles avec la tenue d'une officine, l'exercice en clientèle et la vente au détail des médicaments vétérinaires. Cette loi a permis la distribution « capillaire » des médicaments par les auxiliaires de la profession. Actuellement en discussion sur la table du gouvernement, il y'a le projet de décret fixant les conditions d'octroi et d'exercice du mandat sanitaire aux vétérinaires installés en clientèle privée [21].

CHAPITRE II: METHODOLOGIE

Pour notre étude nous avons réalisé une enquête de terrain portant sur l'état des lieux des structures de soins vétérinaires dans les chefs-lieux des régions du Cameroun. Cette enquête a été réalisée à deux niveaux :
- ✓ au niveau de la direction des services vétérinaires
- ✓ et au niveau des structures de soins vétérinaires publiques et privées dans les chefs-lieux des régions du Cameroun.

II.1. Type d'étude
Nous avons menés une étude descriptive.

II.2. Durée de l'étude
Notre étude a durée 6 Mois, allant d'Avril à Septembre 2014.

II.3. Zone d'étude
Le Cameroun est subdivisé en 10 régions (l'Adamaoua, le Centre, l'Est, l'Extrême-Nord, le Littoral, le Nord, le Nord-Ouest, l'Ouest, le Sud, le Sud-ouest) et se sont les chefs-lieux de ces régions qui ont constitués l'étendue de notre étude (Figure1).

Le choix de ces zones d'étude se justifie par le fait que 95% des installations en clientèles privées et des activités vétérinaires ont lieu dans les chefs-lieux des régions du Cameroun.

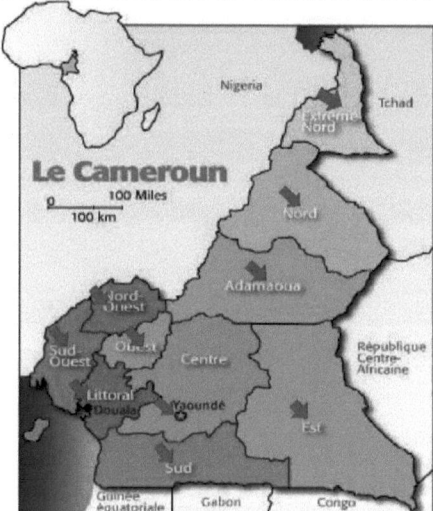

Légende

➡ Chefs-lieux des régions visités

Figure 1 : Les zones d'étude.

II.3.1 Les caractéristiques agropastorales des zones d'étude

La répartition des zones d'élevages au Cameroun est influencée par la variabilité des facteurs tels que le climat, le relief, la végétation, le milieu humain et les contraintes sanitaires.

Le pays est divisé en deux grands domaines climatiques :
- ✓ Le domaine équatorial, localisé dans la partie sud du pays et qui offre une grande pluviométrie avec une végétation constituée de forêt dense. Ce domaine héberge les glossines qui forment un facteur limitant de l'élevage des ruminants,
- ✓ Le domaine tropical, localisé dans la partie septentrionale du pays, qui se définit par un climat chaud, de faibles précipitations, un couvert végétal constitué de savanes arborées et de steppes.

Le cheptel camerounais est pour la majeure partie constitué de bovins, d'ovins, de caprins, de porcins et de volailles ; et l'élevage de nouvelles espèces animales comme le lapin, l'aulacode et même les chiens voit progressivement le jour dans les différentes régions du pays.

Ce cheptel est élevé dans plusieurs régions du pays :
- ✓ D'après le MINEPIA en 2010, 83% du cheptel bovin camerounais se trouvent dans les trois régions que sont l'Adamaoua, le Nord et l'Extrême-Nord. Les 17% restant sont répartis dans les régions de l'Ouest, du Nord-Ouest, du Sud-Ouest et de l'Est.
- ✓ Les petits ruminants sont élevés sur toute l'étendue du territoire avec une importance variable selon les régions. Les régions du Nord et de l'Extrême-Nord totalisent à elles seules près des 3/4 du cheptel national.
- ✓ L'élevage porcin est en particulier pratiqué dans les régions de l'Ouest, du Nord, du Sud-Ouest, du Littoral, du Centre, du Sud, de l'Adamaoua et dans l'Extrême-Nord.
- ✓ L'élevage avicole traditionnel est pratiqué dans tout le pays, tandis que les élevages modernes sont concentrés autour des grandes villes des régions de l'Ouest, du Littoral et du Centre qui exploitent les souches exotiques.
- ✓ Le cheval est présent dans les régions du Nord et de l'Ouest du pays. Il est utilisé dans la chevalerie nationale, le transport, la traction hippomobile, l'équitation sportive, la chorégraphie équine lors des manifestations culturelles telles que la fantasia au Nord du pays. Il est particulièrement peu rencontré au centre et au sud

du pays du fait de la trypanosomose qui y sévit.
- ✓ L'élevage des animaux de compagnies chiens et chats est plus rencontré dans les régions du Centre et du Littoral.

II.4. Echantillonnage

Notre cible d'étude était constituée de structures de soins privées et publiques.

Ont été considérés comme échantillon, toutes structures de soins vétérinaires privées et publiques ayant un emplacement fixe, intervenant dans la vente du médicament vétérinaire et/ou octroyant des soins aux animaux.

II.5. MATERIEL ET METHODES

II.5.1 Matériel

Le matériel utilisé durant notre étude est constitué de :
- Un répertoire des textes législatifs et réglementaires de la profession vétérinaire existant (voir annexe n° 3);
- Un recueil des textes de l'OIE et la CEMAC portant sur les services vétérinaires (voir annexe n°2) ;
- Fournitures de bureau composées des feuilles de frappe, bloc-notes et des stylos ;
- Fiches d'enquêtes (voir annexe n°1) ;
- GPS de marque GARMIN® ;
- Un ordinateur muni des logiciels *Excel* et *Epi-data* pour l'analyse de données.

II.5.2 Méthodes

Vu le nombre réduit de structures de soins vétérinaires à travers le territoire national; la présomption d'un manque de contrôle d'installation des structures clandestines, la pratique de façon anarchique de la profession vétérinaire sont quelques motivations parmi tant d'autres qui nous ont conduit à une méthode d'échantillonnage non probabiliste. De plus, cette méthode a l'avantage d'être applicable lorsqu'il n'est pas possible de constituer une liste exhaustive de toutes les unités du sondage.

Les structures de soins vétérinaires qui ont fait l'objet de l'étude sont ceux communiquées d'une part, par le responsable des services vétérinaires des divers chefs-lieux des régions et d'autre part grâce à des renseignements auprès des structures agrées. En effet il est peu probable que certaines informations communiquées sur les activités menées dans ces structures soient exactes. Ceci dû à la méfiance des responsables vis-à-vis des agents d'enquêtes, des agents des services vétérinaires, et des agents de l'ONVC. Par contre certaines structures, pour des raisons d'indisponibilité récurrente des chefs d'agences ont été recensées mais n'ont pas pris part à l'étude.

Pour réaliser ce travail, nous avons procédé :

- A l'obtention d'une note de facilitation d'accès dans les structures vétérinaires délivrée par le Ministre de l'élevage, des pêches et des industries animales ;
- A la visite des différentes structures de soins vétérinaires dans les chefs-lieux des régions du Cameroun, des services de la Direction des Services Vétérinaires et à l'Ordre National des Vétérinaires du Cameroun ;
- A la collecte effective des données soit par un échange direct avec le responsable quand il/elle est disponible, soit en déposant la fiche sur instruction du responsable et repassant plus tard la récupérer remplie ;
- A la saisie des données par le logiciel Epi DATA ;
- A l'analyse de ces données par les logiciels Excel et Epi-info ;
- A l'appréciation de ces données, en s'orientant sur les articles liés à l'installation en clientèle privée et la loi réglementant la pharmacie.
- Et enfin, à la présentation des résultats, aux premiers responsables de la Direction des Services Vétérinaires (DSV) et aux responsables de l'ONVC.

Pour la récolte des données, notre enquête a été effectuée en deux étapes : une enquête exploratoire et une enquête opérationnelle dans les pharmacies, les cabinets/cliniques, les GICs et toutes autres structures réalisant des soins vétérinaires.

II.5.2.1 Enquête exploratoire

Ici, il a été question de :

- ✓ Recueillir les données existantes sur la profession vétérinaire au Cameroun en général et des autorisations d'installation en clientèle privée en particulier;
- ✓ Recenser autant que possible les structures de soins vétérinaires dans les chefs-lieux des régions du Cameroun pouvant participer à l'étude.

II.5.2.2. Enquête opérationnelle

Nous avons effectué une enquête descriptive. Elle s'est déroulée en 2 étapes,

- ✓ Une enquête auprès des autorités en charge des services vétérinaires couplée d'une visite inopinée de la localité permettant de recenser les structures de soins vétérinaires à l'aide de notre fiche d'enquête.
- ✓ Une enquête spontanée ou sur rendez-vous auprès des responsables de structures volontaire de participer à l'étude. Ceci au moyen d'une fiche d'enquête sur interview et sur observations directes.

II.5.3. Méthode d'analyse et de traitement des données

Les données récoltées ont été saisies dans un masque de donnée avec le logiciel EPIDATA (Version 3.1) et exportées vers Excel (Version 2007) pour l'analyse et exploitation.

CHAPITRE III : RESULTATS ET DISCUSSION

Lors de nos descentes sur le terrain, nous avons eu 101 structures de soins vétérinaires recensées soit 85 dans le secteur privé 16 dans le secteur publique. Parmi ces structures recensées, 70 ont effectivement participées à l'enquête dans les 10 chefs-lieux des régions du Cameroun.

Tableau II : Structuration de l'échantillon

	Secteur publique	Secteur privé	Total
Structures recensées	16	85	101
Structures enquêtées	16	54	70

III.1 Localisation et répartition géographique des structures de soins recensées

Grace au GPS, nous avons enregistré les coordonnées géographiques des structures recensées. Sur la carte ci-après nous présentons la localisation groupée des structures de soins vétérinaires. Sur cette carte nous remarquons que les structures de soins vétérinaires privées et publiques sont quasi situées sur un même rayon dans les chefs-lieux des régions du Cameroun ; ceci peut s'expliquer par le fait que l'accessibilité et la conservation du médicament et vaccins semblent être plus faciles en ville. Mais cela pose un problème d'accessibilité de ces derniers dans l'arrière-pays ou zones d'élevages.

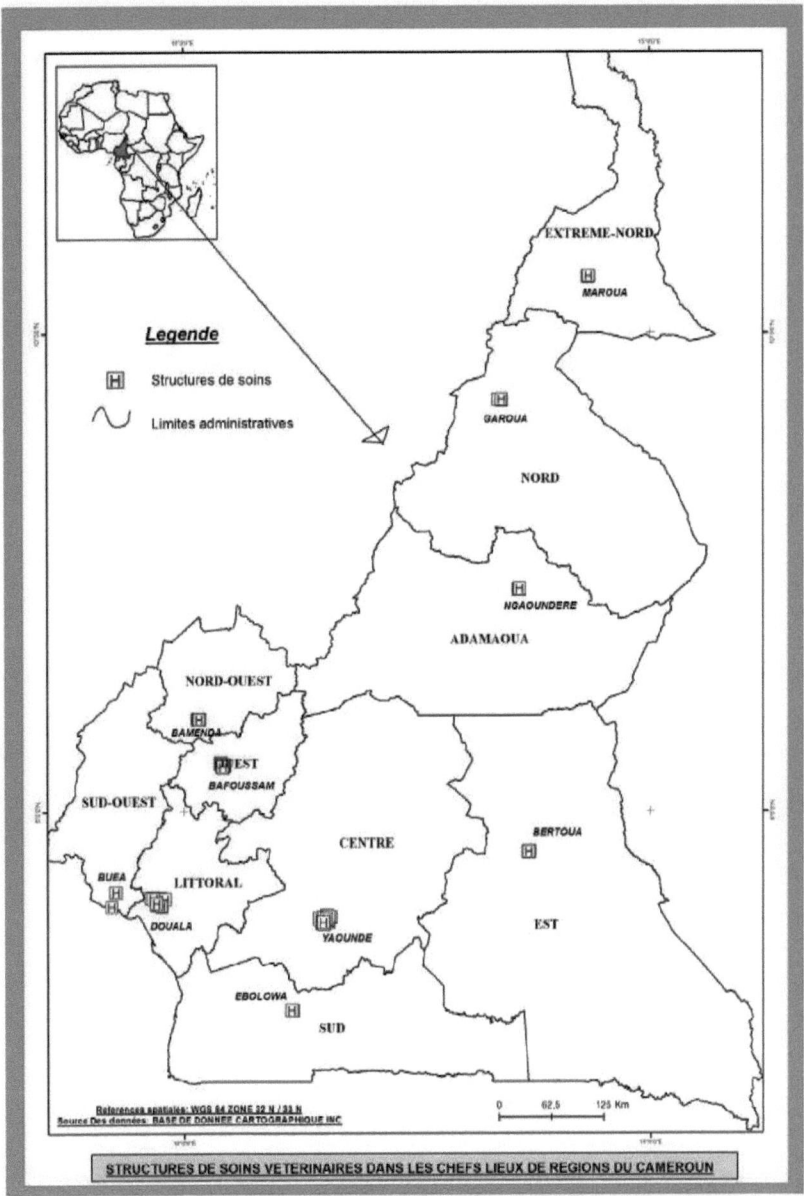

Figure 2 : Présentation des structures de soins vétérinaires recensées au Cameroun

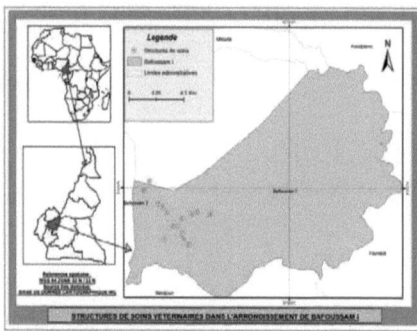

Figure 3A : L'Ouest   Figure 3B : Le Centre

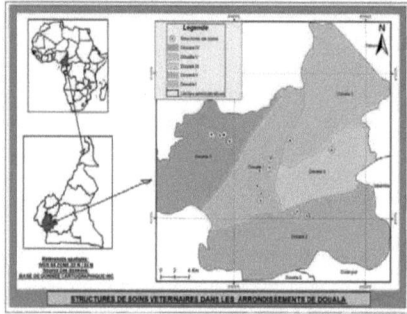
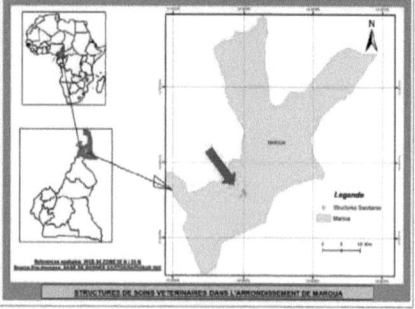

Figure 3C : Le Littoral   Figure 3D : L'Extrême-Nord

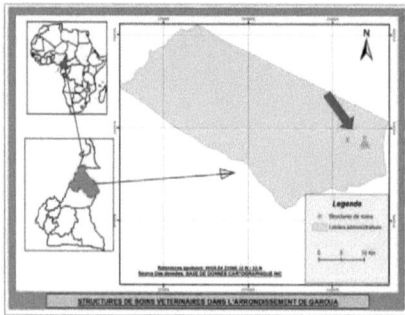
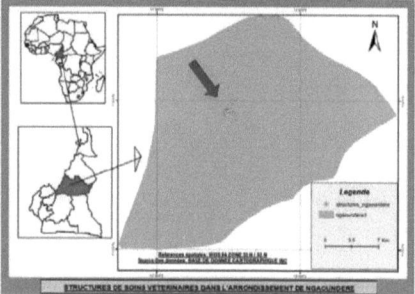

Figure 3E : Le Nord   Figure 3F : L'Adamaoua

Figure 3 : Répartition spatiale des structures de soins dans six chefs-lieux des régions

Ces figures nous montrent que les structures de soins vétérinaires à travers les chefs-lieux des régions sont presque situées sur le même rayon ; les autres espaces restant non couvert.

Ceci se justifie par l'urbanisation des chefs-lieux des régions d'où facilitation d'acquisition et conservations des produits à usage vétérinaire.

III.2.1 Le secteur privé

⮕ Les structures vétérinaires recensées et enquêtées

Ici, nous présentons le nombre de structures de soins vétérinaires recensées et enquêtées dans chaque chef-lieu de région du Cameroun.

Tableau III : Répartition des structures de soins vétérinaires dans les chefs-lieux des régions du Cameroun.

Régions	Structures recensées		Structures enquêtées	
	Nombre	Pourcentage	Nombre	Pourcentage
Adamaoua	07	8%	05	9%
Centre	22	26%	12	22%
Est	03	4%	04	7%
Extrême-nord	04	5%	02	4%
Littoral	17	20%	08	15%
Nord	07	8%	07	13%
Nord-ouest	08	9%	06	11%
Ouest	13	15%	09	17%
Sud	01	1%	01	2%
Sud-ouest	03	4%	00	0%
Total	85	100%	54	100%

L'analyse des structures de soins vétérinaires dans les chefs-lieux des régions du Cameroun nous montre que, sur 85structures recensées, nous avons un fort taux de concentrations dans les chefs-lieux des trois grandes régions : 22 structures dans le chef-lieu du Centre, 17 dans le Littoral et 13 à l'Ouest soit une représentation globale de 61% ; alors que les régions à prédominances agropastorales comme l'Adamaoua, le Nord et l'Extrême-nord qui d'après le MINEPIA ont 83% du cheptel national, ont moins de structures de soins vétérinaires soit 21%. Cette concentration dans les grandes villes peut s'expliquer par le fait que l'approvisionnement en produits vétérinaires est plus facile pour les propriétaires de ces structures.

Pour des raisons d'indisponibilité, seules 54 structures ont acceptées de participer à notre étude.

➲ Sièges sociaux et succursales ou structures secondaires

La figure ci-après présente la répartition des sièges sociaux et agences secondaires des structures de soins vétérinaires à travers les chefs-lieux des régions du Cameroun.

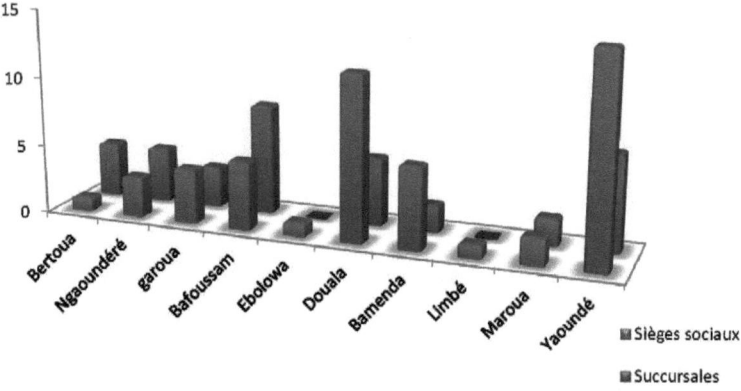

Figure 4 : Répartition des sièges sociaux et agences secondaires par chef-lieu de région

Parmi ces 85 structures, 50 sont des directions générales ou sièges sociaux qui correspondent exactement au nombre d'installation effective sur le terrain selon l'ONVC tandis que les 35 autres sont des agences secondaires. La majorité de ces structures est située entre Douala et Yaoundé. Parmi les 35 structures dites agences secondaires nous avons des installations clandestines de divers ordres :

- ✓ Des installations sans autorisation des agences secondaires des structures agréées ; la majorité des régions du Cameroun est concernée
- ✓ Des installations par des Groupements d'Initiative Commune (GIC) ayant à leur tête des auxiliaires vétérinaires et des hommes d'affaires sans formation ; c'est le

cas de la région du Centre, Du Nord et de l'Extrême-nord.

Ces agences secondaires sont installées soit dans la même ville que la direction générale soit dans d'autres zones plus ou moins proches des éleveurs. Nous constatons que Yaoundé et Douala ont plus de directions générales tandis que Bafoussam et Bertoua ont plus d'agences secondaires.

➲ Durée d'existence des structures de soins vétérinaires

La Fig 05 ci-après nous montre que 53% de structures de soins vétérinaires au Cameroun ont entre 1 et 5ans tandis que seulement 3% ont entre 20ans et plus d'existence.

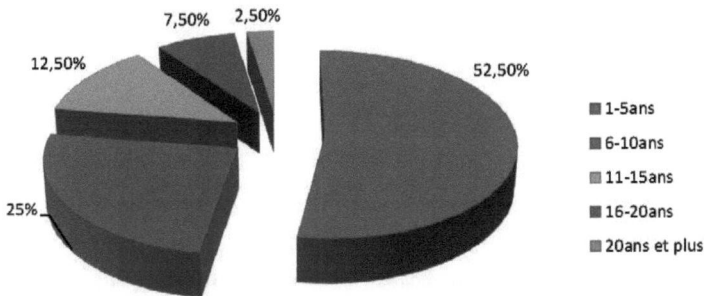

Figure 5 : Répartition des structures vétérinaires dans les chefs-lieux des régions du Cameroun selon la durée

La jeunesse ou installation récente des structures de soins vétérinaires peut être due au fait que d'une part, plusieurs Docteurs Vétérinaires fraichement sortis des écoles de formation n'ont pas un accès immédiat à la fonction publique ou encore ne sont pas accompagnés financièrement pour s'installer et par conséquent, ils doivent eux-mêmes rassembler le capital nécessaire. D'autre part, nous avons des Docteurs Vétérinaires à la retraite qui se sont installés durant ces cinq dernières années.

➲ Personnel des structures de soins vétérinaires dans les chefs-lieux des régions du Cameroun

- Chefs des agences

Les chefs des agences des structures de soins vétérinaires dans les chefs-lieux des régions sont des Docteurs Vétérinaires, des infirmiers vétérinaires, des techniciens d'élevages et même des sans formations dans le domaine vétérinaire (Tableau IV).

Tableau IV : Qualification des chefs d'agences des structures vétérinaires

Qualification	DVM	IV	TE	S.f	Total
Nombre	30	15	8	1	54
Pourcentage	56%	28%	15%	1%	100%

Légende : DVM = Docteur en Médecine Vétérinaire ; IV= Infirmier Vétérinaire ;
TE= Technicien d'élevage ; S.F= Sans Formation

D'après la loi n°90/033 du 10 Aout 1990 portant Exercice et Organisation de la Profession Vétérinaire en son article 2, l'exercice de la profession vétérinaire est réservé au médecin vétérinaire. De ce fait, les structures de soins vétérinaires autorisées à s'installer doivent avoir à leur tête un Docteur en Médecine Vétérinaire tant au niveau des sièges sociaux qu'au niveau des agences secondaires et sont autorisés d'employer des auxiliaires vétérinaires en cas de besoin de services. Notre étude montre que les chefs d'agence des structures de soins vétérinaires dans les chefs-lieux des régions sont à 56% des Docteurs Vétérinaires, 28% des infirmiers vétérinaires, 15% des techniciens d'élevages et il est quand même à noter qu'il y a 1% de chef d'agence qui soit sans formation dans le domaine vétérinaire. Cette absence de Docteurs Vétérinaires dans les autres structures pourrai se justifier par l'insuffisance ou même l'absence de Docteur Vétérinaire sur le terrain et nous pensons qu'avec la formation de ces derniers désormais possible au Cameroun grâce à l'Université des Montagnes et à l'Université de Ngaoundéré ; cette tendance va changer d'ici les 05 futures années.

- Sexe des chefs d'agences des structures de soins vétérinaires

La Fig 06 ci-après nous montre que 80 % des chefs de structures vétérinaires dans les chefs-lieux des régions sont des hommes tandis que 20% sont des femmes. Ceci montre qu'à la base, le sexe masculin est plus intéressé par les formations du domaine vétérinaire. Cette tendance est pratiquement la même dans les pays tels que le Sénégal, le Benin et la Tunisie ; par contre en France il y'a plus de femme que d'homme dans le domaine ceci due au fait que la médecine vétérinaire de ce côté est plus orientée vers les animaux de compagnie.

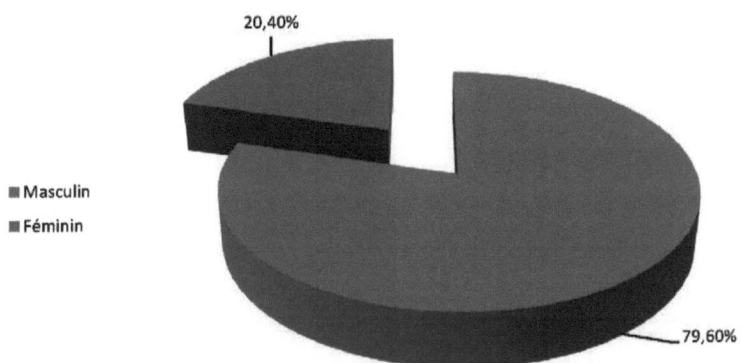

Figure 06 : Sexe des chefs de structures vétérinaires

- Personnel d'appui

En fonction de leur objectif, les structures de soins vétérinaires se dotent de personnel d'appui aussi diversifié que varié chacun en fonction de l'orientation de ses activités et de ses besoins quotidien (Tableau V).

Tableau V : Qualification du personnel d'appui

Qualification	IV	TE	TE a	Zootech	Caissier	Comptable	Magasinier	Vigile	Total
Pourcentage	54%	29%	3%	1%	2%	8%	1%	2%	100%
Nombre	61	33	4	1	2	9	1	3	114

Légende : IV = Infirmier vétérinaire, TE = Technicien d'élevage, TE a = Technicien d'élevage adjoint

Vu le tableau qui précède nous constatons que la profession vétérinaire emploie non seulement les professionnels de son domaine mais aussi bénéficie de l'expertise des caissiers, comptables, magasiniers et vigiles ; comme quoi la profession vétérinaire génère de l'emploie.

⮕ Répartition des salles dans les structures privées de soins

Dans les structures de soins vétérinaires privées au Cameroun, nous avons constaté que la répartition des salles est faite comme suit :

- ➢ pour certaines structures il y'a une salle réservée à la fois pour les consultations, soins médicaux et chirurgie ; parfois la même salle possède un coin pharmacie ;
- ➢ d'autres ont une salle de pharmacie distincte d'une salle réservée au bureau, au magasin et au laboratoire ;
- ➢ pour d'autres, seule une salle suffit pour tous les services.

Tableau VI : Répartition des salles dans les structures vétérinaires privées

	Salles	Cumul des Sc/Ss/Sch	Bureau	Pharmacie	Magasin	Laboratoire	Garderie
Utilisation	Nbre	14 / 54	37 / 54	54 / 54	35 / 54	03 / 54	02 / 54
	%	26	68	100	65	6	4

Légende : Sc = Salle de consultation, Ss = Salle de soins, S ch = Salle de chirurgie

Pour ces 54 structures enquêtées, nous constatons que dans la répartition des salles, seules 14 structures ont au moins une salle aménagée pour les soins et les 40 autres cumulent leur salle de soin avec la pharmacie, le bureau et le magasin ce qui pourra poser un problème de contamination récurrente pour les éleveurs, les animaux et même les visiteurs. Cette cumulation importante des salles peut être due au fait que plusieurs vétérinaires occupent ou louent les structures déjà construites et non pas la possibilité d'aménager à leur convenance.

➲ Mesures de sécurité dans les structures privées de soins vétérinaires

Ici, notre étude a pris en compte deux paramètres fondamentaux en cas de danger dans les structures de soins vétérinaires privées des chefs-lieux des régions du Cameroun :
- La présence d'issus de secours dans les structures vétérinaires
- Et la présence d'extincteur.

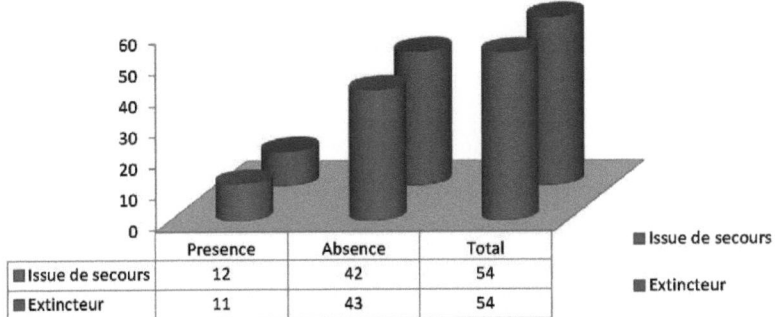

Figure 7 : Situation des mesures de sécurité dans les structures vétérinaires

Nous constatons que, bien que pour une installation en clientèle privée l'une des conditions étant de souscrire à une police d'assurance, près 42/54 non pas d'issus de secours et 43/54 pas d'extincteurs ; d'où nos structures de soins ne prennent pas de mesures pour minimiser le risque en cas d'incident, aussi dans ces conditions il n'est pas évident que l'assureur dédommage la structure en cas d'incident.

➲ Activités menées dans les structures de soins vétérinaires des chefs-lieux des régions du Cameroun

Parmi les 54 structures enquêtées, nous réalisons que tous font de la vente du médicament vétérinaire, d'autres font la médecine interne c'est-à-dire font des consultations, des soins médicaux, des vaccinations dans leur structure tandis que d'autres interviennent sur le terrain c'est-à-dire les traitements et conseil dans les domiciles et les élevages. Très peu vende des équipements pour animaux, vende les aliments pour carnivores.

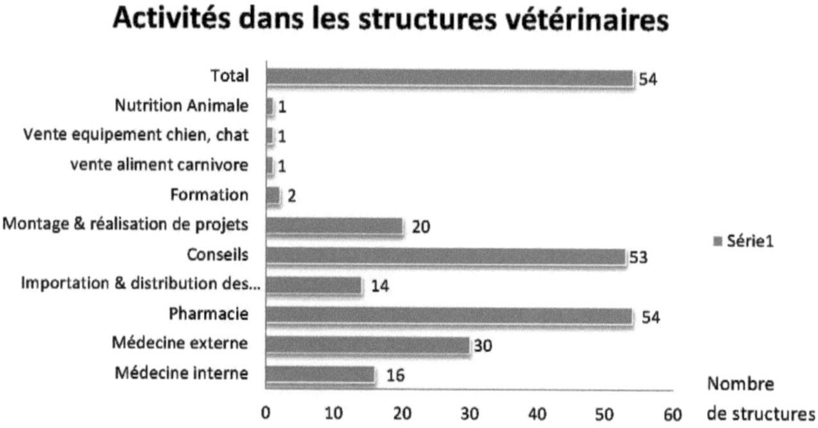

Activités dans les structures vétérinaires

Activité	Nombre de structures
Total	54
Nutrition Animale	1
Vente equipement chien, chat	1
vente aliment carnivore	1
Formation	2
Montage & réalisation de projets	20
Conseils	53
Importation & distribution des...	14
Pharmacie	54
Médecine externe	30
Médecine interne	16

Figure 8 : Activités menées par les structures de soins vétérinaires enquêtées

Selon la Loi 90/033 du 10 Aout 1990 relative à l'Exercice et à l'Organisation de la Profession Vétérinaire au Cameroun, installation en clientèle privée veut dire : faire de la médecine, de la pharmacie, de la chirurgie, du conseil et également importer le médicament vétérinaire. Mais d'après la Loi N° 2000/018 du 19 décembre 2000 portant réglementation de la PHARMACIE VETERINAIRE, les importateurs et distributeurs ne devraient plus être détaillants. Et seuls peuvent détenir des médicaments vétérinaires à titre gratuit ou onéreux en vue de leur cession aux utilisateurs et leur délivrance au détail :

- Les vétérinaires installés en clientèle privée dans le cadre de leur activité ;
- Les groupements d'éleveurs agréés, en ce qui concerne les médicaments vétérinaires d'usage courant ;
- Les auxiliaires agréés des vétérinaires agissant sous la supervision d'un vétérinaire praticien ;
- Les agents des services vétérinaires de l'Etat, en ce qui concerne les médicaments nécessaires à la mise en œuvre des prophylaxies obligatoires dirigées par eux. Ils peuvent aussi distribuer les autres médicaments dans la mesure où aucun vétérinaire praticien ou groupement n'exerce dans la zone.

Il est interdit à toute personne physique ou morale non agréée de vendre les médicaments vétérinaires aux utilisateurs.

Les groupements d'éleveurs s'approvisionnent et distribuent les médicaments vétérinaires à leurs membres sous le contrôle d'un vétérinaire praticien, ou à défaut d'un vétérinaire du service public dans les zones non couvertes par un vétérinaire praticien.

Le Ministre en charge des services vétérinaires détermine la zone d'exercice du vétérinaire praticien par voie réglementaire.

Notre étude montre que toutes les structures de soins vétérinaires enquêtées (importateurs, distributeurs en gros, pharmaciens, cliniciens, GICs) vendent le médicament vétérinaire au détail.

16 structures parmi les 54 font de la médecine interne et on peut supposer que le principe de l'ordonnance préalable n'est pas respecté et ces derniers réalisent pour la plus part des consultations et prescriptions téléphoniques. 30 structures interviennent sur le terrain c'est-à-dire dans les domiciles et les élevages mais sont confrontés à une concurrence de la part des fonctionnaires, des vétérinaires ne remplissant pas les conditions d'exercer et quelques fois des éleveurs qui se passent pour des vétérinaires. C'est ainsi que des soins sont faits à la sauvette.

➲ Structures vétérinaires importatrices de médicaments vétérinaires

Les structures importatrices des médicaments vétérinaires à qui l'ONVC a délivrées l'autorisation, exercent entre autres la médecine interne, la médecine externe, vendent le médicament en gros et au détail (Fig 8).

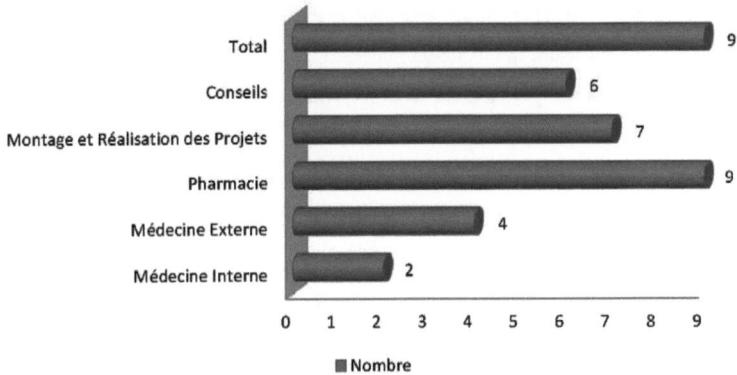

Figure 9 : Activités des structures importatrices de médicaments vétérinaires

Parmi les 09 structures importatrices de médicaments enquêtées, tous vendent le médicament au détail, 04 font de la médecine externe, 02 font de la médecine interne ; tout ceci étant contre les textes et règlements en vigueur.

- Ancienneté sur le terrain des Docteurs Vétérinaires

La majorité des Docteurs Vétérinaires qui exerce a une ancienneté comprise entre 6 et 10 ans.

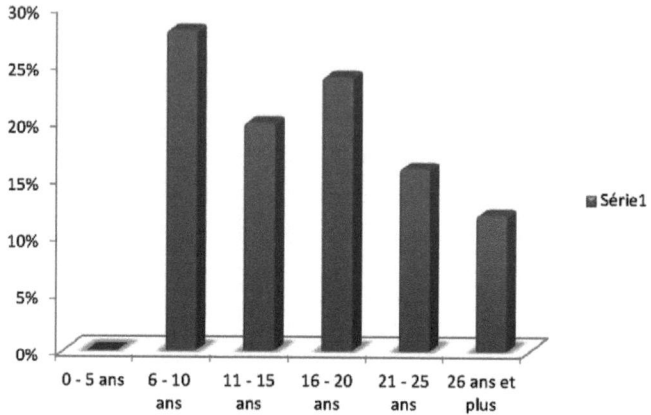

Figure 10 : Ancienneté sur le terrain des Docteurs Vétérinaires exerçants

Notre enquête ayant été faite auprès des responsables, ce résultat nous montre que les Docteurs Vétérinaires ayant moins de 05 années d'expérience ne sont pas installés à leur compte et ne sont pas responsabilisés dans les structures privées de soins. Pourtant la figure 10 ci-haut montre que 53% des structures privées de soins vétérinaires ont entre 1 et 5 ans. La majorité de 6 à 10 ans d'expérience de terrain des vétérinaires énoncée ci-haut peut se justifier par le fait qu'après leur formation, ils se sont installés tardivement faute de moyen financier d'accompagnement ou de stimulation pour les Docteurs volontiers de s'installer.

III.2.2. Le secteur publique

➲ Les Cliniques des délégations régionales et les CZV

Ces structures étatiques permettent à l'Etat bien qu'ayant privatisé le secteur d'effectuer la mise en œuvre des soins individuels et des campagnes de prophylaxie collective aux animaux de compagnie, aux bétails et aux volailles. Ce mandat leur donne aussi la possibilité de réaliser la surveillance épidémiologique active des maladies. Pendant notre étude, dix cliniques vétérinaires et six CZV ont été enquêtées.

Les chefs des cliniques des délégations régionales sont des Docteurs Vétérinaires alors qu'au niveau des CZV se sont des auxiliaires vétérinaires.

Concernant la répartition des salles dans ces structures, une seule salle est utilisée pour toutes les activités médicales mais notons qu'au niveau des cliniques régionales, on remarque que les salles de chirurgie, consultation, soin, laboratoire et bien d'autres avaient été prévues mais sont désormais utilisées comme bureau du personnel.

En matière de sécurité, les cliniques ont des issues de secours mais pas d'extincteurs pendant que les CZV n'ont ni issus de secours, ni extincteurs.

III.3. Comparaison du secteur privé et du secteur publique

L'étude comparative entre le secteur privé et le secteur publique montre, qu'il existe dans le secteur privé quelques structures qui sont de référence en matière d'installation, d'équipement et de soins vétérinaires. L'Etat bien qu'étant plus avancé dans la profession vétérinaire a du mal à mettre à jour ses installations soit en les réhabilitant ou en construisant de nouvelles installations conformément aux normes de l'OIE. Concernant les équipements de ses structures, l'Etat devrai se doter d'un matériel de clinique à la pointe des exigences internationales en matière de santé et bien-être animal. Notons que les installations étatiques existantes ont des salles qui sont utilisées en des bureaux du personnel. Malgré la privatisation de la profession vétérinaire par l'état qui continu de même d'exercer, la profession vétérinaire au Cameroun respecte peu ses propres textes et réglementations en vigueur et n'est pas conformes aux recommandations internationales car selon l'OIE, l'activité vétérinaire devrait respecter les principes fondamentaux d'éthique, organisationnel, législatifs et technique quelle que soit la situation politique et socio-économique du pays. Cependant ceci reste perfectible et en vue de l'amélioration de leurs activités, nous formulons des recommandations

CONCLUSION

Au terme de cette étude qui portait sur : « les structures de soins vétérinaires dans les chefs-lieux des régions du Cameroun : état des lieux et améliorations souhaitables », nous avons observé que la profession vétérinaire Camerounaise évolue et exige des praticiens des droits et responsabilités très accrus conformément à la réglementation et normes internationales en vigueur. Cependant, l'occasion nous a été donnée de constater que, selon L'ONVC, 67 demandes d'autorisation d'installation sont délivrée, 50 exercent effectivement. Notre étude montre que seulement dans les chefs-lieux des régions du Cameroun 85 structures fonctionnelles sont enregistrées ; en comparaison avec les 50 qui exercent et qui sont reconnus par l'ONVC, nous constatons que 35 exercent frauduleusement d'où le suivi en matière d'installation n'est pas effectif ou pas rigoureux. En ce qui concerne les activités menées par les structures de soins, notre étude montre que toutes les structures de soins vétérinaires enquêtées (importateurs, distributeurs en gros, pharmaciens, cliniciens, GICs) vendent le médicament vétérinaire au détail. 30% d'entre elles font de la médecine interne et on peut supposer que le principe de l'ordonnance préalable n'est pas respecté et ces derniers réalisent pour la plus part des consultations et prescriptions téléphoniques. 56% d'entre elles interviennent sur le terrain c'est-à-dire dans les domiciles et les élevages. A la tête de ces structures de soins vétérinaires, 56% ont un Docteur Vétérinaire.

En vue d'une amélioration souhaitable de l'exercice de la profession vétérinaire au Cameroun, nous proposons des recommandations.

RECOMMANDATIONS

Recommandations à l'Etat

Afin de promouvoir la profession vétérinaire au Cameroun, l'Etat doit concevoir, mettre en œuvre et suivre une politique publique permettant une protection efficiente du secteur vétérinaire.

Ainsi, l'Etat doit contribuer activement aux négociations et au choix de la politique qui cadrerait la mieux avec les objectifs du pays et de la sous-région en matière de service vétérinaire.

L'Etat doit d'avantage encourager et aider l'ONVC à mieux mener leurs activités.

Il doit par ailleurs

- Réviser les textes et règlementation en vigueur en adéquation avec les réalités actuelle ;
- Compléter certains textes par leur décret d'application, exemple du Décret de n° 2001/ 955/PM du 1er Novembre 2001 ;
- Fixer des règles d'installation en clientèle privé en orientant les vétérinaires vers les zones non couverte en y attachant des avantages pour un meilleur maillage national ;
- Interdire les interventions de ses agents dans les domiciles et les élevages dans les localités couvertes par des vétérinaires privés ;
- Sanctionner les installations anarchiques sans autorisations des structures non agréées
- Elaborer un guide de biosécurité adapté aux structures de soins vétérinaires ;
- Développer des guides de bonnes pratiques de consultation, de prescription sur ordonnance préalable et de soins médicaux ;
- Mettre sur pied ou aider à la création des laboratoires pour le diagnostic des maladies avant prescription du traitement.

Recommandations à l'Ordre National des Vétérinaires (ONVC)

Constatant :

- L'absence de séparation des activités de grossistes-répartiteurs et de détaillants de médicaments vétérinaires au Cameroun ;
- La diversité des sources d'approvisionnement en médicaments vétérinaires,

Nous recommandons à l'ONVC :

- De fixer une certaine norme de répartition ou d'organisation des salles dans les structures de soins vétérinaires en fonction des orientations de leur activité ;
- D'appliquer les sanctions prévues par les textes vis à vis des vétérinaires en vue d'une séparation effective des activités de grossistes, de détaillants et cliniciens ;
- De renforcer le dispositif de suivi et contrôle de l'importation et de la vente des antibiotiques au Cameroun.
- De mettre sur pied des cartes professionnelles mentionnant l'identité du médecin vétérinaire, son numéro d'ordre et l'acte qu'il est autorisé à mener ;
- De renforcer le dispositif de suivi et de contrôle des installations de structures clandestines sur le territoire national ;
- De veiller à ce que les structures vétérinaires aient un minimum de sécurité ;
- De veiller à ceux que seuls les Docteurs Vétérinaires soient à la tête des structures de soins vétérinaires ;
- De mettre sur pied une certaine distance ou un rayon de couverture entre structures exerçants les mêmes activités ;
- De penser à prédéfinir les zones potentiellement favorables aux installations.

Recommandations aux futurs vétérinaires

- De s'installer de préférence dans les zones rurales car ce sont des zones occupées aujourd'hui par des non-vétérinaires, peu qualifiés. Les propriétaires d'élevages bien que vivant en ville ont des élevages en zones rurales.

Recommandations aux vétérinaires et autres agents de santé

Les vétérinaires et autres agents de santé devront :

- Faire une prescription rationnelle des antibiothérapies en tenant compte de la notion de résidu et délais d'attente et de la santé publique ;
- Eviter les consultations et les prescriptions de traitement à distance, par voies téléphonique ;
- Faire des descentes dans les domiciles et les élevages, un moment privilégié de rencontre avec les éleveurs et échanger avec eux sur les questions relatives à la biosécurité et à l'utilisation abusive des antibiotiques.

REFERENCES BIBLIOGRAPHIQUES

[01] : **CAMEROUN, MINEPAT,** La Population du Cameroun, 2010 [En ligne] (Page consultée le 09/02/2014). http://www.statistics-cameroon.org/downloads/La_population_du_Cameroun_2010.pdf,

[02] : **CAMEROUN** Vision 2035, **MINEPAT,.** Document de travail, 2009 02 [en ligne], (consulté le 13/02/2014), version PDF. Consultable à l'URL : http://www.minepat.gov.cm/index.php/fr/modules-menu/doc_download/106-vision-2035-du-cameroun

[03] : **OIE,** A propos de l'OIE, 2013 [en ligne] (Page consultée le 18/ 02/ 2014). http://www.oie.int/fr/a-propos/

[04] : **OIE,** Outils PVS, 2013, [en ligne] (Page consultée le 18/02/2014). . http://www.oie.int/fileadmin/Home/fr/Support_to_OIE_Members/docs/pdf/F_PVS_Tool_Final_Edition_2013.pdf

[05] : **CEMAC,** Organisation de la CEMAC, 2008 [En ligne] (Page consultée le 18/ 02/ 2014), Accès Internet http://www.diplomatie.gouv.fr/fr/payszonesgeo_833/afrique_1063/organisations-regionales-africaines_404/cemac_12616/communaute-economique-monetaire-etats-afrique-centrale-cemac_1909.html.

[06] : **NJAYOU A,** Activités et fonctions des vétérinaires officiels en Afrique : Cas du Cameroun et du Sénégal. Mémoire Santé publique DAKAR, 2009, 40p

[07] : **NIANG A. et KECHRID F.,** Rapport de mission PVS Cameroun.- Paris : OIE., 2006, 92P.

[08] : **OIE,** Rôle des Services vétérinaires, [En ligne] (page consultée le 26/01/2014) Accès Internet : http://web.oie.int/fr/secu_sanitaire/FR_role_des_serv_vet_ssa.pdf,

[09] : **CEMAC,** Organisation et commissions spécialisées de la CEMAC, 2008 [En ligne] (page consultées le 26/01/2014), http://www.cemac.cf/OrganismeSpecialises.htm#cebevirha

[10] : **OIE,** Code sanitaire pour les animaux terrestres 2014 [En ligne] (page consultée le 27/01/2014) http://www.oie.int/fr/oie/fr_objectifs.htm

[11]: **PAUL M,** Sénégal : Un système de santé animale en voie de privatisation. Thèse de Médecine vétérinaire, Alfort 2007 ;

[12] : **CEMAC,** Rapport final révisé « Qualités »
Tome 1 : Accréditation/Certification/Normalisation/Promotion de la qualité et SPS. – Bangui : CEMAC.- 2006, 28p

[13]: **CEMAC**, Rapport final révisé « Qualités » Tome 2 : Accréditation/Certification/Normalisation/Promotion de la qualité et SPS. - Bangui : CEMAC.- 2006, 123p

[14] : **CAMEROUN, MINEPIA**, Cadre Organisationnel du MINEPIA.- 2012.

[15] : **BAD,** La BAD et le Cameroun 40 ans de partenariat. 2010, 48p

[16] : **DOUFISSA A,** Recueil des textes régissant l'élevage, les pêches et les industries animales au Cameroun.- 2ieme édition réactualisée. Yaoundé : MINEPIA.- 2007, 376p.

[17] : **SALEU R,** Contribution à l'étude de l'approvisionnement et de la distribution des médicaments vétérinaires au Cameroun. Thèse Méd vet : DAKAR 1988

[18] : **ONVC,** Loi organisation profession vétérinaire. Texte réglementaire, 1990 [En ligne] (page consultée le 02/02/2014) à : http://www.onvc.org/onvc/Loi_organisation_profession_veterinaire.doc

[19]: **ONVC,** Code de déontologie des vétérinaires du Cameroun, 2002 [En ligne] (page consultée le 02/02/2014) http://www.onvc.org/onvc/code de déontologie_profession_veterinaire.doc

[20]: **ODVS,** Loi organisant la profession vétérinaire à Dakar 2008. [En ligne] (page consultée le 02/02/2014), http://storage.canalblog.com/35/18/896851/76001849.pdf.

[21] : **ONVC,** Texte réglementant la pharmacie des vétérinaires au Cameroun 2002. [En ligne] (Page consultée le 02/02/2014) http://www.onvc.org/onvc/pharmacie_veterinaire.doc

ANNEXES

N°1 : AUTORISATION DE RECHERCHE

REPUBLIQUE DU CAMEROUN	**REPUBLIC OF CAMEROON**
Paix-Travail-Patrie	Peace-Work-Fatherland
MINISTERE DE L'ELEVAGE, DES PECHES ET DES INDUSTRIES ANIMALES	MINISTRY OF LIVESTOCK, FISHERIES AND ANIMAL INDUSTRIES
SECRETARIAT GENERAL	GENERAL SECRETARIAT
DIRECTION DES SERVICES VETERINAIRES	DIRECTORATE OF VETERINARY SERVICES

N° 000960 /MINEPIA/SG/DSV   Yaoundé, le 0 6 JUIN 2014

Ref : 2014/759/UdM/ISSS/Décanat

LE MINISTRE

A

Monsieur le Doyen de l'Institut Supérieur des Sciences de la Santé
Université des Montagnes
-Bangangté-

Objet : Travaux de thèse de doctorat en médecine vétérinaire portant sur :
« *les Centres des soins vétérinaires au Cameroun : états des lieux* »

Monsieur le Doyen,

Suite à votre correspondance ci-dessus référencée et dont l'objet est repris en marge,

J'ai l'honneur de vous informer que Monsieur FOTSING FOMELLA Florent, étudiant en 6ème année dans votre Institut, est autorisé à accéder dans les différentes structures publiques et privées relevant du Ministère de l'Elevage, des Pêches et des Industries Animales (MINEPIA), afin de collecter les données utiles à la préparation de sa thèse de doctorat en médecine vétérinaire.

Cette autorisation d'accès est valable de juin à octobre 2014 et l'intéressé devra prendre attache avec les Délégués Régionaux du MINEPIA qui se chargeront de le mettre en contact avec les structures appropriées de leurs circonscriptions respectives de compétence.

Veuillez agréer, Monsieur le Doyen, l'expression de ma parfaite considération./-

Pièces jointes :
- *Correspondance adressée aux Délégués Régionaux du MINEPIA*

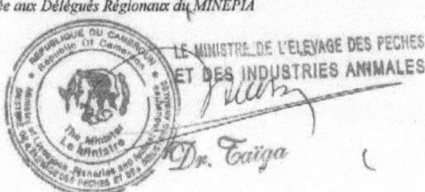

N°2 : FICHE D'ENQUETE

UNIVERSITE DES MONTAGNES
INSTITUT SUPERIEUR DE SCIENCES ET DE LA SANTE
FILIERE MEDECINE VETERINAIRE
FICHE d'ENQUETE

Date : _____/_____/2014   n° d'ordre de la fiche_____

ETABLISSEMENT : Coordonnées GPS : _____

1 – Nom de la clinique : _____

2- Direction générale_____ ; antenne représentative_____

3 – Lieu d'installation : _____Date de création_____

4-- Nombre de pièces : _____, Salle de consultation : _____ ; Pharmacie_____

    Salle de soins : _____, Salle de chirurgie : _____

5- Mesure de sécurité : issue de secours_____ ; instincteur : _____

RESPONSABLES (Anonyme): _____

1 – Grade: DVM ☐, Master ☐, PHD ☐, Autres_____

2- Lieu de formation : _____

3- Sexe : _____, Ancienneté : _____

4—Formations complémentaires : Nombre_____, Nombre d'année faite_____

    Domaine : _____

PERSONNEL D'APPUI : Nombre : _____, Qualification1 : _____

Qualification2 : _____, Qualification3 : _____

ACTIVITES PRATIQUEES : Médecine interne : ☐ Médecine externe ☐ Conseils : ☐

Pharmacie : ☐ ; Montage et réalisation de projets : ☐

Autres : _____

Questionnaire de récolte de données en vue de l'obtention du grade de Docteur en Médecine Vétérinaire ; Par FOTSING Fomella Florent

N° 3 : CODE TERRESTRE DE L'OIE EN MATIERE DE SERVICE VETERINAIRE

27/10/14 — Accès en ligne: OIE - World Organisation for Animal Health

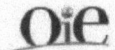

Organisation Mondiale de la Santé Animale

Accueil > Normes Internationales > Code terrestre > Accès en ligne

Code sanitaire pour les animaux terrestres

Sommaire | Index

CHAPITRE 3.1.
LES SERVICES VÉTÉRINAIRES

Article 3.1.1.

La qualité des Services vétérinaires dépend d'une série de facteurs, parmi lesquels figurent des principes fondamentaux à caractère éthique, organisationnel, législatif, réglementaire ou technique. Les Services vétérinaires doivent se conformer à ces principes fondamentaux, quelle que soit la situation politique, économique ou sociale de leur pays.

Le respect de ces principes fondamentaux par les Services vétérinaires d'un Pays Membre est important pour que les Services vétérinaires d'autres Pays Membres accordent leur confiance aux certificats vétérinaires internationaux délivrés et que cette confiance persiste.

Les mêmes principes fondamentaux devraient s'appliquer dans les pays dans lesquels la responsabilité d'élaborer ou de mettre en œuvre certaines mesures relatives à la santé et au bien-être des animaux ou encore de délivrer certains certificats vétérinaires internationaux est exercée par une organisation autre que les Services vétérinaires, ou par une autorité ou agence agissant en leur nom. Dans tous les cas, l'application de ces principes restera de la responsabilité finale des Services vétérinaires.

Ces principes fondamentaux sont exposés à l'article 3.1.2. Une autre série de facteurs influant sur la qualité est décrite dans d'autres chapitres du volume I du Code terrestre (notification, principes de certification, etc.).

La qualité des Services vétérinaires, y compris celle de la législation vétérinaire, peut être mesurée par une évaluation dont les principes généraux sont décrits aux articles 3.1.3. et 3.1.4.

Les recommandations s'appliquant à l'évaluation des Services vétérinaires, sans omettre la législation vétérinaire, sont décrites au chapitre 3.2.

Une procédure d'évaluation des Services vétérinaires par des experts de l'OIE, sur une base volontaire, est décrite à l'article 3.1.5.

Article 3.1.2.

Principes fondamentaux de la qualité

Afin d'assurer la qualité de leurs activités, les Services vétérinaires doivent se conformer aux principes fondamentaux suivants :

1. **Faculté de discernement**

   Le personnel responsable des Services vétérinaires doivent avoir les qualifications, l'expertise scientifique et l'expérience voulues pour disposer de la

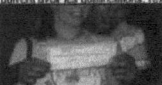

3. **Impartialité**

   Les Services vétérinaires doivent être impartiaux. Toutes les parties concernées par leurs activités sont notamment en droit d'attendre que les prestations soient assurées dans des conditions raisonnables et non discriminatoires.

4. **Intégrité**

   Les Services vétérinaires doivent garantir un niveau constant et élevé d'intégrité dans le travail de chacun de leurs agents. Les fraudes, corruptions ou falsifications éventuelles doivent être recherchées et corrigées.

5. **Objectivité**

   Les Services vétérinaires doivent agir constamment avec objectivité et transparence, sans aucune discrimination.

N° 4 : LOI RELATIVE A L'EXERCICE ET ORGANISATION DE LA PROFESSION VETERINAIRE

- 1 -

Article 1er.- La présente loi et les textes pris pour son application règlementent l'exercice et l'organisation de la profession vétérinaire.

TITRE I : DE L'EXERCICE DE LA PROFESSION VETERINAIRE

Article 2 :- (1) La profession vétérinaire comporte les disciplines suivantes :

- médecine ;
- chirurgie ;
- pharmacie ;
- conseils et études en élevage, en industrie animale ou en pêche.

(2) L'exercice de la médecine, de la chirurgie et de la pharmacie vétérinaires est réservé aux médecins vétérinaires.

CHAPITRE I : DES CONDITIONS D'EXERCICE DE LA PROFESSION VETERINAIRE

Article 3.- (1) Nul ne peut exercer la profession vétérinaire s'il n'est inscrit au tableau de l'Ordre.

(2) Toutefois, peut exercer la profession vétérinaire au Cameroun, le vétérinaire de nationalité étrangère remplissant les conditions supplémentaires suivantes :

- n'avoir pas été radié de l'Ordre dans son pays d'origine ou dans tout autre pays où il aurait exercé auparavant,
- être recruté sur contrat ou en vertu d'un accord de coopération pour le compte exclusif de l'Administration ;
- servir pour le compte d'une entreprise privée agréée.

Article 4.- L'accomplissement d'actes professionnels à caractère administratif et judiciaire, la rédaction et la délivrance des documents y afférents sont assurés par le vétérinaire, soit dans l'exercice normal de ses fonctions, soit en exécution d'une mission spéciale dont il est chargé. Il est tenu à cet égard de déférer à toute réquisition qui peut lui être décernée.

Article 5.- Le vétérinaire en service dans l'Administration ou dans le secteur privé est soumis :

- au secret professionnel ;
- au code de déontologie de la profession adopté par l'Ordre National des Vétérinaires puis approuvé par l'autorité de tutelle ;
- aux dispositions statutaires de l'Ordre.

.../

N° 5 : LOI PORTANT REGLEMENTATION DE LA PHARMACIE VETERINAIRE

...du Conseil National de l'Ordre dont dépend le responsable pharmaceutique

ARTICLE 7.- (1) Le dossier de demande d'autorisation administrative d'ouverture visée à l'article 6 ci-dessus comprend les pièces énumérées à l'article 14 alinéa 2 de la loi n° 2000/018 du 19 décembre 2000 susvisée.

(2) Le dossier ainsi constitué est adressé au Ministre chargé des services vétérinaires et déposé contre récépissé auprès du service du courrier de son département ministériel.

ARTICLE 8.- (1) Le Ministre chargé des services vétérinaires a deux (02) mois à compter de la date de dépôt du dossier, pour notifier la décision au requérant. Passé ce délai, le silence vaut acceptation.

(2) Toutefois, il peut solliciter du requérant des compléments d'informations relatifs aux dossiers incomplets ou irréguliers. Dans ce cas, le délai mentionné à l'alinéa 1 ci-dessus est suspendu jusqu'à la réception desdits compléments d'informations.

ARTICLE 9.- Lorsque dans un délai de deux (2) ans suivant la notification de l'autorisation d'ouverture l'établissement ne fonctionne pas, cette autorisation devient caduque.

ARTICLE 10.- (1) L'autorisation administrative d'ouverture d'un établissement pharmaceutique vétérinaire est personnelle et incessible.

(2) Toute modification majeure des locaux et des équipements techniques d'un établissement pharmaceutique vétérinaire est soumise à une autorisation préalable du Ministre en charge des services vétérinaires.

ARTICLE 11.- En cas de changement de propriété d'un établissement pharmaceutique vétérinaire, le nouveau propriétaire demande une nouvelle autorisation d'ouverture dans les conditions fixées par la réglementation en vigueur.

SECTION II
DES OBLIGATIONS ET DU FONCTIONNEMENT D'UN ETABLISSEMENT PHARMACEUTIQUE VETERINAIRE

ARTICLE 12.- Tout établissement de fabrication, de conditionnement, de vente ou de distribution en gros de médicaments vétérinaires doit être la propriété d'un docteur vétérinaire, d'un pharmacien ou d'une société à la direction ou à la gestion de laquelle participe majoritairement ces derniers.

ARTICLE 13.- Le docteur vétérinaire ou le pharmacien responsable d'un établissement pharmaceutique vétérinaire mentionné à l'article 12 ci-dessus est personnellement responsable du respect des dispositions relatives à la pharmacie vétérinaire et ayant trait à son activité, sans préjudice, le cas échéant, de la responsabilité solidaire de la société.

ARTICLE 14.- (1) Le docteur vétérinaire ou le pharmacien responsable d'un établissement pharmaceutique vétérinaire exerce ses fonctions de façon permanente et continue

N° 6 : DECRET FIXANT LES CONDITIONS DE FABRICATION, DE CONDITIONNEMENT, D'IMPORTATION, DE VENTE ET DE DISTRIBUTION EN GROS ET AU DETAIL DES MEDICAMENTS VETERINAIRES

TITRE III
DE L'IMPORTATION DES MEDICAMENTS VETERINAIRES

ARTICLE 9.- Tout médicament vétérinaire importé est soumis au préalable à la procédure d'autorisation de mise sur le marché tel que définie dans le titre II de la présente loi.

ARTICLE 10.- Toute importation d'un lot de médicaments vétérinaires ou de matières premières servant à la fabrication des médicaments vétérinaires est subordonnée au visa du Ministre en charge des services vétérinaires.

ARTICLE 11.- Toute personne physique ou morale se livrant à l'importation de médicaments vétérinaires doit satisfaire aux conditions prévues à l'article 12 ci-dessous.

TITRE IV
DE LA PREPARATION INDUSTRIELLE, DE LA VENTE ET DE LA DISTRIBUTION DES MEDICAMENTS VETERINAIRES

CHAPITRE I
DE LA PREPARATION, DE LA VENTE ET DE LA DISTRIBUTION EN GROS

ARTICLE 12.- (1) Tout établissement de fabrication, de conditionnement, de vente en gros et de distribution en gros de médicaments vétérinaires doit être la propriété d'un docteur vétérinaire, d'un pharmacien ou d'une société à la direction ou à la gestion de laquelle participe majoritairement ces derniers.

(2) Les établissements cités à l'alinéa 1er ci-dessus peuvent importer les matières premières nécessaires à la fabrication des médicaments vétérinaires.

SECTION II
DE LA VENTE ET DE LA DISTRIBUTION AU DETAIL DES MEDICAMENTS VETERINAIRES

ARTICLE 42.- Les établissements mentionnés à l'article 12, alinéa 1 de la loi 2000/018 du 19 décembre 2000 sus visée, ne sont pas autorisés à vendre ou à distribuer au détail les produits vétérinaires.

ARTICLE 43.- Seuls peuvent détenir des médicaments vétérinaires à titre gratuit ou onéreux en vue de leur cession aux utilisateurs et leur délivrance au détail :

- les vétérinaires installés en clientèle privée dans le cadre de leurs activités ;
- les groupements d'éleveurs agréés, en ce qui concerne les médicaments vétérinaires d'usage courant ;
- les auxiliaires agréés des vétérinaires agissant sous la supervision d'un vétérinaire praticien ;
- les agents des services vétérinaires de l'Etat, en ce qui concerne les médicaments nécessaires à la mise en œuvre des prophylaxies obligatoires dirigées par eux. Ils peuvent toutefois distribuer les autres médicaments lorsqu'aucun vétérinaire praticien n'exerce dans leur zone d'activité.

ARTICLE 44.- (1) Il est interdit à toute personne physique ou morale non agréée, de vendre des produits vétérinaires au public.

(2) Un texte particulier du Ministre en charge des services vétérinaires précise la composition du dossier d'agrément.

ARTICLE 45.- L'éleveur ne doit s'adresser à un point de vente pour acquisition de médicaments vétérinaires que muni d'une ordonnance dûment délivrée par un docteur vétérinaire.

ARTICLE 46.- Une décision du Ministre en charge des services vétérinaires fixe la liste des médicaments pour lesquels une ordonnance est obligatoire.

N° 7 : LISTE DES STRUCTURES RECENSEES

N°	REGION	NOM DE LA STRUCTURE
01	EXTREME-NORD	CAPHAVET sarl
		Cabinet Vétérinaire du sahel
		GIC le sahel
		VETAFRIC
02	NORD	PHARMACAM VET
		SEPTENTRION VET
		GIC LAPASTORALE
		GIC DES AGRO-ELEVEURS
		VETOMAX
		CAPHAVET Sarl
		VETAFRIC Sarl
03	ADAMAOUA	CAMVET Co-Sarl
		PHARMACAM VET
		INTER-CONTINENTAL VET
		Groupe ALIVET Sarl CMR
		MODESA S.A
		CAPHAVET Sarl
		VETAFRIC Sarl
04	EST	Groupe ALIVET Sarl CMR
		MODESA S.A
		PHARMAVET inter-agri
		CAPHAVET Sarl
		Trans-genéral en Pharmacie vet-agricole
05		Animal and plant care service
		VETAFRIC Sarl
		GOLFECH
		C.V.O
		MODESA S.A

	CENTRE	Sté Vétérinaire des Tropiques
		T.P.E
		BOFAVET Sarl
		Clinique vétérinaire SHALOM
		CAPHAVET SARL
		MEDIVET
		HUVAVET
		LTK VET
		CLINIQUE VETERINAIRE LA GRACE
		ANIMAL PARADISE
		GIC JEAC
		VETO-PRESTATION
		Groupe ALIVET Sarl CMR
		CLINIQUE VETERINAIRE DE NGOUSSO
		CLINIQUE VETERINAIRE LA FAUNE DU CENTRE
		ANICARE
		VET PLANET Health
06	SUD	ANIMAL CARE
07	LITTORAL	CAPHAVET SARL
		CENTRE VETERINAIRE LA COTE
		HUVAVET
		Groupe NIET VET
		CAMVET Sarl
		VT Consult
		VETO-Shop
		VMC²
		CEMAVET
		PROMOVET
		Groupe ALIVET Sarl CMR
		EQUAVET GROUP
		MEDIVET

		VMC²
		VETAFRIC Sarl
		LTK Vet
		CLINIQUE VETERINAIRE DE BALI
08	SUD-OUEST	VMC²
09	OUEST	MODESA S.A
		Veto Prestation
		VETEL
		VETAFRIC Sarl
		CAPHAVET Sarl
		VMC²
		HUVAVET
		C.V.O
		VETOGOG
		SOPHAVET
		Groupe ALIVET Sarl CMR
		MEDIVET
		CEMAVET
10	Nord-Ouest	GRASS ROOT VET service
		INAVET
		VETAFRIC Sarl
		GRACE VET Center
		Groupe ALIVET Sarl CMR
		NARRAL VET SERVICE
		CLINIQUE VETERINAIRE DE BAMENDA
		CEDENO

SERMENT
DE Claude Bourgelat

« Fidèlement attaché aux directives de **Claude Bourgelat**, fondateur de l'Enseignement Vétérinaire dans le monde, je promets et je jure devant mes Maîtres et mes Aînés :

- d'avoir en tous moments et en tous lieux le souci de la dignité et de l'honneur de la profession vétérinaire ;
- d'observer en toutes circonstances les principes de correction et de droiture fixés par le code de déontologie de mon pays ;
- de prouver par ma conduite, ma conviction, que la fortune consiste moins dans le bien que l'on a, que dans celui que l'on peut faire ;
- de ne point mettre à trop haut prix le savoir que je dois à la générosité de ma patrie et à la sollicitude de tous ceux qui m'ont permis de réaliser ma vocation.

Que toute confiance me soit retirée s'il advienne que je me parjure. »

 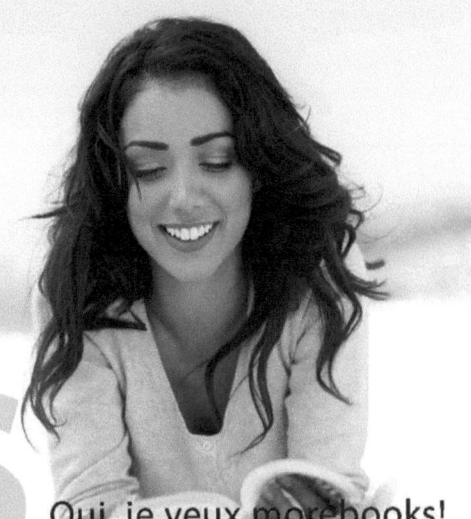

Oui, je veux morebooks!

I want morebooks!

Buy your books fast and straightforward online - at one of the world's fastest growing online book stores! Environmentally sound due to Print-on-Demand technologies.

Buy your books online at
www.get-morebooks.com

Achetez vos livres en ligne, vite et bien, sur l'une des librairies en ligne les plus performantes au monde!
En protégeant nos ressources et notre environnement grâce à l'impression à la demande.

La librairie en ligne pour acheter plus vite
www.morebooks.fr

OmniScriptum Marketing DEU GmbH
Heinrich-Böcking-Str. 6-8
D - 66121 Saarbrücken
Telefax: +49 681 93 81 567-9

info@omniscriptum.com
www.omniscriptum.com

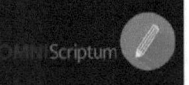

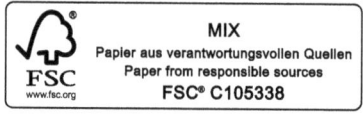

Printed by Books on Demand GmbH, Norderstedt / Germany